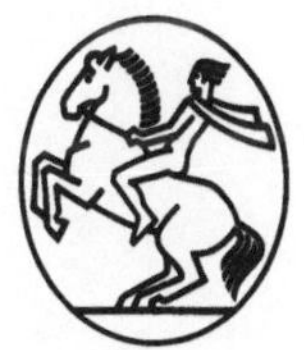

W0260247

AIDS

Acquired Immune Deficiency Syndrome
Symposium, Wien 1985

Herausgegeben von
F. Gschnait und K. Wolff

Springer-Verlag Wien GmbH

Prim. Doz. Dr. Fritz Gschnait
Dermatologische Abteilung
Krankenhaus der Stadt Wien—Lainz

Prof. Dr. Klaus Wolff
I. Universitäts-Hautklinik, Wien

Mit 14 zum Teil farbigen Abbildungen

CIP-Kurztitelaufnahme der Deutschen Bibliothek

Acquired immune deficiency syndrome: AIDS; Symposium,
Wien 1985/hrsg. von F. Gschnait u. K. Wolff. –
Wien; New York: Springer, 1985.
ISBN 978-3-7091-8836-1 ISBN 978-3-7091-8835-4 (eBook)
DOI 10.1007/978-3-7091-8835-4

NE: Gschnait, Fritz [Hrsg.]; AIDS

ISBN 978-3-7091-8836-1

Vorwort

Das Acquired Immune Deficiency Syndrome — AIDS — ist eines der größten medizinischen Probleme unserer Zeit. Der Erreger, das HTLV III/LAV-Virus, dürfte in Afrika entstanden sein; die Krankheit AIDS wurde in den Vereinigten Staaten erstmals bekannt und definiert; sie greift nun auch auf den europäischen Kontinent über. Ärzte, Soziologen, Epidemiologen und nicht zuletzt auch Politiker sind durch diese Infektionskrankheit und ihre infauste Prognose mit meist tödlichem Ausgang, vor allem aber durch ihre enorm rasche, einer geometrischen Reihe folgende Ausbreitung zutiefst beunruhigt. Die Medien haben sich aus verschiedenen Motiven heraus intensiv mit AIDS beschäftigt, und eine gewisse Beunruhigung in der Bevölkerung, aber auch in der Ärzteschaft selbst ausgelöst.

Am 20. April 1985 hat in Wien ein Symposium stattgefunden, das sich mit der Problematik von AIDS auseinandergesetzt hat. Erste Fachleute aus Österreich haben über die „AIDS-Lage“ berichtet und die Manuskripte ihrer Vorträge zur Verfügung gestellt; daraus ist dieser Band entstanden. Sicherlich wird dieses Buch dazu beitragen, die Probleme der AIDS-Forschung, deren Ergebnisse sich ständig ändern und vermehren, besser zu verstehen.

Unser Dank gilt vor allem den Vortragenden und Autoren, außerdem der Firma Bender + Co für die finanzielle Unterstützung und dem Verlag für die rasche Veröffentlichung.

Wien, im November 1985 *F. Gschnait* und *K. Wolff*

Inhaltsverzeichnis

AIDS 1985: Ein Überblick

F. Gschnait und *J. Hutterer*

Dermatologische Abteilung (Vorstand: Prim. Doz. Dr. F. Gschnait) des Krankenhauses der Stadt Wien-Lainz

In eine medizinische Klinik von Los Angeles wurde im Jahre 1981 ein junger homosexueller Patient eingeliefert, der schwere Infektionen der Lunge und des oberen Intestinaltraktes mit Keimen (Candida und Pneumocystis carinii) aufwies, die ansonsten fast niemals so lebensbedrohlich in Erscheinung treten. Generalisierte Lymphadenopathie, Fieber, Diarrhoen und starker Gewichtsverlust waren auffällig. In sehr kurzer Zeit wurden in bestimmten Gebieten der USA weitere derartige Erkrankungsfälle bekannt. Zur gleichen Zeit kamen an der Ostküste der Vereinigten Staaten homosexuelle Männer zur Beobachtung, die an einer disseminierten Form des Kaposi-Sarkoms litten, früher ein seltenes Neoplasma bestimmter genetischer Gruppen. Sehr bald wurde erkannt, daß dem gehäuften Auftreten opportunistischer Infektionen und M. Kaposi eine schwere Störung der Immunabwehr zugrunde liegt.

Das Acquired Immunodeficiency Syndrome (AIDS) ist heute eines der aktuellsten Probleme des öffentlichen Gesundheitswesens, der medizinischen Forschung, vor allem aber der in Risikogruppen lebenden Personen. Die erschreckende Zunahme der Erkrankungsfälle auf der gesamten Welt, die bis vor kurzer Zeit bestehende Unkenntnis über den vorerst mysteriösen Erreger und das bis heute noch völlige Fehlen einer zielführenden Therapie oder spezifischen Prophylaxe dieser meist tödlich verlaufenden sexuell übertragbaren

Erkrankung hat zu Vergleichen der heutigen AIDS-Epidemien und -Endemien mit jenen der Pest und der Syphilis, wie sie vor Jahrhunderten bzw. vor Jahrzehnten bestanden haben, Anlaß gegeben. Bisher sind über 17 000 AIDS-Fälle bekanntgeworden und noch immer verdoppelt sich die Zahl der Erkrankten jedes halbe Jahr.

Seit der Erkennung des AIDS hat sich das Wissen um diese Erkrankung nahezu explosionsartig vermehrt. Durch konzertante Forschungen, die insbesondere in den USA betrieben wurden und die in der Geschichte der Medizin wahrscheinlich einmalig sind, ist es in äußerst kurzer Zeit gelungen, die Pathogenese dieser sexuell übertragbaren Krankheit weitgehend aufzuklären, den Erreger zu entdecken und Verfahren zum Nachweis von erregerspezifischen Antikörpern zu erarbeiten.

Eine zielführende Therapie des AIDS und die Entwicklung einer aktiven bzw. passiven Impfung stehen noch aus, sind aber in der Zukunft zu erwarten.

AIDS wurde vom Center of Disease Control (CDC) in Atlanta, USA, wie folgt definiert:

- eine diagnostisch gesicherte entzündliche oder tumoröse Erkrankung (wie eine opportunistische Infection oder ein Kaposi-Sarkom), der mit gewisser Wahrscheinlichkeit ein Immundefekt zugrunde liegt, wobei
- der Immundefekt nicht durch einen diese auslösende Erkrankung oder irgendeine andere bekannte Ursache bedingt ist.

AIDS wurde hauptsächlich bei sogenannten „Risikogruppen“ im Alter zwischen 20 und 39 Jahren beobachtet. In mehr als 70% sind homosexuelle oder bisexuelle Männer davon betroffen. Zu den Risikogruppen gehören weiters Personen, die sich intravenös Drogen verabreichen, Empfänger von Blutprodukten, insbesondere Patienten mit Faktor VIII-Konzentrat behandelter Hämophile, sowie Personen, die in der Karibik und in Zentralafrika leben. AIDS wurde aber auch in Risikogruppen bei heterosexueller Partnerschaft, Kindern und Frauen beobachtet.

Die durchschnittliche Inkubationszeit von AIDS beträgt laut CDC 10,5 Monate, aber eine beträchtliche Anzahl von seropositiven

Homosexuellen entwickelt AIDS erst zwei bis fünf Jahre nach der Serokonversion. Die Prognose der Erkrankung ist zur Zeit sehr schlecht, die Letalität nach dreijähriger Krankheitsdauer beträgt über 80%. Die Todesursache sind meist unbeherrschbare opportunistische Infekte.

Das Vollbild der Erkrankung ist durch folgende Kriterien charakterisiert:

- Opportunistische Infektionen und/oder maligne Erkrankungen einschließlich Kaposi-Sarkom, B-Zell Lymphomen und möglicherweise anderer Tumoren.
- Zelluläre Immunschwäche (z. B. anerge Hauttests, persistierende Verminderung der T-Helferzellen, verminderte T-Helfer/T-Suppressor Ratio, abgeschwächte Reaktion auf Antigene und Mitogene, reduzierte zelluläre Cytotoxizität sowie Erhöhung der Immunglobuline im Serum).
- Fehlen einer Ursache für diesen pathologischen Immunstatus (so wie bei Kortikosteroid- oder immunsuppressiver Therapie, primären Immunopathien, malignen Erkrankungen, etc.).

Unspezifische Frühsymptome sind eine Kombination von Fieber, Übelkeit, raschem Gewichtsverlust, wäßriger Diarrhoe, oraler und/oder oesophagealer Candidainfektion und Lymphadenopathie.

Das persistierende, generalisierte Lymphadenopathiesyndrom (PGLS) wurde bei Patienten mit Hämophilie und auch bei Homosexuellen beobachtet und ist durch ungeklärte, über drei Monate bestehen bleibende Schwellungen von zwei oder mehr extrainguinalen Lymphknoten, Fieber, Übelkeit, Nachtschweiß, Gewichtsverlust und Hepatosplenomegalie charakterisiert. Das PGLS erscheint als ein Teil eines klinischen Spektrums, welches durch erworbene Immundefizienz, opportunistische Infektionen, Kaposi-Sarkom und auch maligne Lymphome charakterisiert ist. In Laboruntersuchungen fällt beim PGLS-Patienten häufig Anämie, Leucopenie, Lymphopenie oder Thrombopenie auf. Ein Großteil der Patienten zeigt eine polyclonale Erhöhung der Serumimmunglobuline. Die überwiegende Zahl der PGLS-Patienten weist Antikörper gegen das virale capsid-Antigen des Epstein-Barr-Virus und auch gegen Cytomegalievirus auf. Biopsien aus Lymphknoten zeigten drei immer wieder beobachtete Arten histologischer Veränderungen, 1. explosive follikuläre Hyperplasie, 2. follikuläre Involution, 3. gemischtes Bild aus Hyperplasie und Involution.

Mehr als 40% der Kaposi-Sarkom-Patienten zeigt den genetischen Marker des HLA DR5. Es ist allerdings noch nicht vollständig geklärt, ob tatsächlich ein gewisser HLA-Typ zur Entwicklung des Krankheitsbildes AIDS prädisponiert. HLA DR5 kommt bei Juden und Italienern häufig vor (bei denen das herkömmliche Kaposi-Sarkom prävalent ist).

Es besteht heute vor allem durch serologische und virologische Studien kaum mehr Zweifel, daß das PGLS durch denselben Erreger wie das AIDS hervorgerufen wird. Die sehr wesentliche Frage bleibt aber noch offen, ob das PGLS immer als Endstation des Krankheitsverlaufes anzusehen ist, oder ob es sich um ein Prodromalstadium des AIDS handelt.

Die Immundefizienz beim voll ausgeprägten AIDS manifestiert sich durch das Auftreten von *opportunistischen Infektionen und neoplastischen Erkrankungen*. Die häufigste bei AIDS vorkommende opportunistische Infektion ist ein Befall der Lunge mit Pneumocystis carinii, der nicht selten zum Tod des Betroffenen führt. Häufig sind auch Cryptosporidiose, Toxoplasmose (besonders des Zentralnervensystems), Cytomegalie- und Herpesinfektionen sowie Erkrankungen durch Mykobakterien und Sproßpilze (Tab. 1). Die opportunistischen Infektionen manifestieren sich meist in *vier typischen Formenkreisen:*

- die zentralnervöse Form
- die gastrointestinale Form
- die pulmonale Form
- Fieber unbekannten Ursprungs.

Unter den neoplastischen Erkrankungen ist beim AIDS-Patienten das Kaposi-Sarkom (KS) am häufigsten und neigt bei gestörter Immunabwehr zu besonderer Aggressivität unter Mitbeteiligung von Haut, Lymphknoten und inneren Organen. Ein Zusammenhang zwischen Cytomegalievirus und KS ist bisher noch nicht voll bestätigt, da dieses Virus auch in Risikogruppen (z. B. Homosexuel-

Tabelle 1. *Häufige opportunistische Infektionen bei AIDS und ihre Erreger*

1. Protozoen und Wurminfektionen:
   a) Cryptosporidiosis (Intestinalinfektion, mit Durchfällen; über ein Monat hinausgehend).
   b) Pneumocystis carinii Pneumonie.
   c) Strongyloidosis (Pneumonie oder Infektionen des Zentralnervensystems; auch andere Lokalisationen).
   d) Toxoplasmose (Infektionen des Zentralnervensystem oder Pneumonie).
2. Pilzinfektionen:
   a) Aspergillosis (Infektionen des Zentralnervensystems oder anderer Art).
   b) Candidiasis (vor allem Ösophagitis).
   c) Cryptococcosis (Infektionen der Lunge, des Zentralnervensystems oder andere Lokalisationen).
3. Bakterielle Infektionen:
   Atypische Mycobakterien (also andere Stämme als Tuberkulose oder Lepra); die dadurch hervorgerufenen Infektionen können in ganz verschiedener Art verlaufen.
4. Virusinfektionen:
   a) Cytomegalie-Virus (Infektionen der Lunge, des Gastrointestinaltraktes oder des Zentralnervensystems).
   b) Herpes simplex Virus (vor allem jene Infektionen, bei denen die Ulcera mehr als ein Monat anhalten; oder auch Infektionen der Lunge, des Gastrointestinaltraktes oder andere seltene Lokalisationen).
   c) Progressive multifokale Leukencephalopathie (hervorgerufen durch Papovavirus).

Aus: Möse, J. R.: AIDS — wo stehen wir heute? Mitteilungen der Österreichischen Sanitätsverwaltung *85*, 3—8 (1984).

len), die nicht an KS leiden, häufig gefunden wird. Andere Malignome, wie das Burkitt-Lymphom, undifferenzierte, monoklonale B-Zell-Tumore, Karzinome, etc. wurden bei AIDS-Patienten beobachtet. Die Beziehung zwischen diesen Tumoren, dem Epstein-Barr-Virus und dem CMV muß noch geklärt werden.

Die Diagnose des AIDS basiert auf dem Nachweis einer Vielzahl von Symptomen und Laborparametern. Ein einzelner diagnostischer Test ist bisher nicht bekannt und es ist von größter Bedeutung darauf hinzuweisen, daß die bisher vorliegenden serologischen Verfahren zur Diagnose der Erkrankung keinesfalls ausreichen. Die Erhebung einer genauen Anamnese, einschließlich Erfassung ethnischer und epidemiologischer Faktoren, sowie das Erkennen der bekannten Risikofaktoren sind für die Frühdiagnose von großer Bedeutung.

Serologische Verfahren können allerdings eine wertvolle Hilfe in der diagnostischen Palette des AIDS bieten und sind darüber hinaus zweifellos für die Erkennung und ärztliche Überwachung von Risikogruppen bzw. Risikopersonen und zur Absicherung von Blutkonserven und Blutprodukten von großem Nutzen. In Zukunft wird die AIDS-Serologie mit großer Wahrscheinlichkeit auch zur Kontrolle einer AIDS-Therapie, eventuell auch einer spezifischen Prophylaxe herangezogen werden.

Das epidemiologische Verhalten von AIDS ist jenem der Hepatitis B sehr ähnlich. Die Infektion wird durch Geschlechtsverkehr, aber auch durch verunreinigte Nadeln, Transfusionen von Blut und Blutprodukten übertragen und auch Infektionen von Neugeborenen via Nabelschnurblut durch erkrankte Mütter wurden beobachtet. Bisher wurden Übertragungen durch flüchtigen Kontakt, wie gemeinsame Mahlzeiten oder Husten bzw. Niesen nicht bekannt.

Der Erreger von AIDS ist eine Gruppe lymphocytotropischer Retroviren, die als „lymphadenopathie-associated virus“ (LAV) oder „human T-cell leukemia virus III“ (HTLV III) bezeichnet werden. Wahrscheinlich sind LAV und HTLV III identisch: Sie zeigen ein typisches Bild im Elektronenmikroskop, sie sind beide lymphotrop und cytopathisch für positive OKT 4-Zellen, sie sind serologisch nicht zu unterscheiden und sie weisen identische Kernproteinen auf. HTLV III wurde in hohem Ausmaß aus AIDS oder Prä-AIDS-Patienten, die auch Antikörper gegen HTLV III aufwiesen, isoliert.

Die lymphocytotropischen Viren zerstören reife Lymphocyten und deren Vorstufen, hindern ihr Wachstum und ihre Erkennungsfunktion, bzw. hemmen die Biosynthese der Moleküle, die für eine normale Immunantwort notwendig sind. HTLV III wurde bei mehr als 85% der seropositiven AIDS-Patienten, bei ungeklärten Lymphadenopathien sowie bei anderen, mit AIDS vergesellschafteten Erkrankungen im Blut, Serum, Speichel und Samenflüssigkeit gefunden. Ebenso wurde es bei 95% der seropositiven Blutspendern aus Risikogruppen zwei oder mehr Jahre nach ihrer ersten Spende entdeckt. Die Virämie kann somit bei asymptomatischen und symptomatischen Fällen jahrelang bestehen bleiben.

Eine Vielzahl von immunologischen Veränderungen wurden beschrieben: Die Umkehr der T-Helfer/T-Suppressor Ratio, eine Verminderung der Fähigkeit auf Antigene und Mitogene zu reagieren sowie eine Erhöhung der IgG- und IgA-Spiegel im Serum. Die Diagnose AIDS kann aber nicht auf der Basis einer einzigen Veränderung allein gestellt werden, sondern nur die Kombination mehrerer Abnormitäten trägt zur Diagnosesicherung bei. Das Vollbild der Erkrankung ist durch eine Verminderung und Dysfunktion der T4-Lymphocyten sowie vermehrter Aktivität der B-Zellen charakterisiert. Die T4-Lymphocyten umfassen hauptsächlich die Helferzellen, aber auch cytotoxische und Effektor-Zellen. Außerdem wird vermutet, daß AIDS mit einem Defekt in der Synthese und Sekretion von Interleukin 2 einhergeht, einer Substanz die für den Ablauf der normalen Immunantwort notwendig ist.

Zirkulierende Antikörper gegen HTLV III wurden nach der Entdeckung des HTLV III als Erreger des AIDS und damit der Verfügbarkeit von HTLV III-Virusantigenen sehr rasch bei Patienten mit AIDS, mit generalisiertem Lymphadenopathie-Syndrom aber auch in gesunden Probanden aus Risikogruppen nachgewiesen.

Seit mehreren Monaten stehen nun serologische Methoden zum routinemäßigen Nachweis von Antikörpern gegen HTLV III zur Verfügung. Analogie-Untersuchungen bei Tieren zeigen, daß Retrovirusinfektionen zu einem lebenslangen Trägerstatus führen und es erscheint somit von größter Bedeutung HTLV III-infizierte Personen rechtzeitig zu diagnostizieren, um sie beobachten bzw. behandeln zu können, sie vom Blutspenden abzuhalten und auf die

Gefahr der Übertragung hinzuweisen. Die Ergebnisse einschlägiger serologischer Untersuchungen sind im Einzelfall außerordentlich schwierig und nur mit allergrößter Vorsicht und Zurückhaltung zu interpretieren. Die Beachtung der folgenden Punkte erscheint von größter Bedeutung um panikartige Reaktionen der Untersuchten infolge Fehlinformationen zu vermeiden:

1. Antikörper gegen HTLV III wurden bisher in 68—100% von AIDS-Patienten und in 94—100% von Personen mit persistierendem generalisierten Lymphadenopathie-Syndrom nachgewiesen und finden sich auch im Serum von Risikogruppen (vor allem Homosexuelle und Drogenabhängige) häufiger als bei Personen, bei denen kein erhöhtes Risiko bekannt ist und an AIDS erkranken.

2. Die Diagnose und Vermutungsdiagnose des AIDS basiert jedoch nach wie vor auf klinischen und immunologischen Parametern. Die Resultate serologischer Untersuchungen alleine erlauben derzeit keinesfalls die Erstellung der Diagnose „AIDS".

3. Nach dem bisherigen Stand des Wissens besagt der serologische Nachweis von Antikörpern gegen das HTLV III-Virus lediglich, daß die Person, bei welcher diese Antikörper nachgewiesen wurden, zu einem derzeit noch nicht bestimmbaren Zeitpunkt Kontakt mit dem Virus hatte und eine humorale Immunreaktion aufgebaut hat.

4. Der Nachweis von HTLV III-Antikörpern bedeutet somit nicht, daß die Erkrankung AIDS zum Zeitpunkt der Untersuchung vorgelegen haben muß oder daß die betroffene Person zu irgendeinem späteren Zeitpunkt an AIDS erkranken wird.

5. Die Wahrscheinlichkeit mit welcher eine Person an AIDS erkranken wird, bei der HTLV III-Antikörper im Serum nachgewiesen wurden, ist noch nicht mit Sicherheit geklärt, dürfte aber unter 15% liegen.

6. Die Erhebung eines positiven serologischen Testresultates sollte durch ein zweites serologisches Verfahren, das nicht auf dem gleichen Prinzip wie die zuerst durchgeführte Reaktion beruht, überprüft werden.

7. Das positive Ergebnis einer serologischen Untersuchung auf das Vorliegen von HTLV III-Antikörpern sollte der betroffenen

Person nicht nur schriftlich ausgehändigt, sondern in einem ärztlichen Gespräch genau interpretiert werden.

Western blot-Untersuchungen können über die genaue Spezifität der im ELISA positiven Seren Aufschluß geben. Der Western blot erlaubt den spezifischen Nachweis von bestimmten Antigenen von viralen Hüll- und Strukturproteiden.

Die Möglichkeit des Nachweises von HTLV III-Antikörpern ist von großer wissenschaftlicher, medizinischer und gesundheitspolitischer Bedeutung: Wissenschaftlich könnte der serologische Nachweis von HTLV III-Infektionen zur Isolierung und Charakterisierung neuer Retrovirusstämme führen. Medizinisch und gesundheitspolitisch ist der Einsatz der HTLV III-Serologie wichtig, weil es asymptomatische Virusträger gibt, die das Virus über Blut- und Blutprodukte sowie Sexualkontakt übertragen können. Es gilt HTLV III-infizierte Personen behutsam zu erfassen, sorgfältig aufzuklären und zu betreuen und sie vom Blutspenden abzuhalten.

Für die Zukunft wird für die AIDS-Forschung neben der Feststellung von prädisponierenden oder potenzierenden Faktoren, der Bestimmung präziser immunologischer Daten vor allem die Entwicklung von therapeutischen und speziell-prophylaktischen Methoden gegen AIDS im Vordergrund stehen.

Genausowichtig wie die AIDS-Forschung werden aber auch Maßnahmen des öffentliche Gesundheitswesens sein, die das Ziel haben, die AIDS-Epidemie durch gegenepidemische Maßnahmen einzudämmen bzw. in Ländern (so wie in Österreich) möglicherweise gar nicht zum Ausbruch kommen zu lassen. Für diese Zwecke werden nicht nur genaue Untersuchungen der Risikogruppen (z. B. Homosexuelle; Drogenabhängige) und der Blutspenden auf das Vorliegen von HTLV III-Antikörpern notwendig sein, sondern auch eine exakte ärztliche Kontrolle und eventuell Therapie der Betroffenen. Eine offene Zusammenarbeit mit Angehörigen von Risikogruppen unter Berücksichtigung der diffizilen psychosozialen Zusammenhänge könnte möglicherweise zu einer Änderung deren Lebensgewohnheiten und damit zu einer Herabsetzung des Risikos mit HTLV III infiziert zu werden, führen. Erfahrungen aus dem Ausland zeigen, daß die psychosoziale Unterstützung des

AIDS-Kranken aber auch der Angehörigen von Risikogruppen und jenen Personen, die Antikörper gegen HTLV III bilden, aber nicht manifest erkrankt sind, vordringlich ist und vom Arzt aber auch vom gesamten Gesundheitswesen gefordert wird. Selbsthilfegruppen (z. B. die Gay Men' Health Crisis-Group in New York) haben bereits Hervorragendes geleistet um der besonderen psychosozialen Situation dieser Betroffenen gerecht zu werden.

Anschrift des Verfassers: Prim. Doz. Dr. F. Gschnait, Dermatologische Abteilung, Krankenhaus der Stadt Wien-Lainz, Wolkersbergenstraße 1, A-1130 Wien.

Epidemiologie des erworbenen Immundefekt-Syndroms AIDS

G. Niebauer
II. Universitäts-Hautklinik, Wien (Vorstand: Prof. Dr. G. Niebauer)

Retrospektiv betrachtet wurden die ersten Fälle von AIDS 1978 und 1979 beschrieben. Am 20. November 1981 berichtete Paul Wiesner, Direktor der Centers of Disease Control (CDS, Atlanta), anläßlich des 1. Internationalen Kongresses über STD in Puerto Rico über eine Epidemie von Kaposi-Sarkomen bei Homosexuellen in New York und San Francisco. Seit 1982 erkannte man in den USA, daß AIDS vielleicht eine neue eigenständige Krankheit ist, jedenfalls wegen seiner raschen Ausbreitung ein neues Krankheitsproblem darstellt. Tatsächlich kam es in der Folge in den USA zu einer großen AIDS-Epidemie, während in Europa später die ersten Fälle auftraten, die aber derzeit an Zahl deutlich zunehmen. Zum Glück ist die Erkrankung in Österreich heute noch ausgesprochen selten (siehe Tab. 1).

Daß trotz einer sensationsbetonten Laienpresse in Fachkreisen keine AIDS-Hysterie ausbrach und daß von Anfang an sehr glaubwürdige epidemiologische Studien möglich waren, verdanken wir den Centers of Disease Control in den USA (CDC), die von Anfang an strikte Regeln aufstellten, in welchen Fällen die Diagnose AIDS gestellt werden darf. Natürlich werden bei Einhalten dieser strikten Regeln nur die „Vollbilder" dieser Erkrankung erfaßt und damit auch schon der Endzustand einer Erkrankung, die einen langsam schleichenden Verlauf hat.

Tabelle 1

		USA	Europa	Österreich
	1978, 1979	13	—	—
	1980	44	—	—
	1981	239	5	—
	1982	961	18	—
	1983	2 501	268	—
Mai	1984	4 534	>400	9
Januar	1985	~8 000	~800	13
April	1985	9 319		
	1987	40 000 neue Fälle in den USA? [JAMA *253*, 247–249 (1985)]		

Welche Konsequenzen ergeben sich daraus für epidemiologische Studien von AIDS?

1. Die epidemiologischen Studien beruhen auf richtig diagnostizierten Fällen, sind glaubwürdig, geben einen guten Überblick über Vorkommen und Ausbreitung der Erkrankung und insbesondere auch über die sogenannten „Risikogruppen".

2. Die epidemiologischen Studien zeigen nur die Spitze eines Eisbergs, denn sie berücksichtigen nur den Endzustand einer schleichend verlaufenden Erkrankung (Abb. 1). In dieser Abbildung verbirgt sich unter der Oberfläche besonders die „persistierende generalisierte Lymphadenopathie" (PGL). Wie oft sich daraus AIDS entwickelt, ist noch unbekannt, es werden Zahlen von 1—19% angegeben. Jedenfalls handelt es sich um eine Form des sogenannten Prä-AIDS-Stadium, das heute wahrscheinlich durch den HTLV III-Test viel häufiger erfaßt wird. Die Bezeichnung Prä-AIDS ist allerdings irreführend, weil ja nur ein geringer Prozentsatz in das Vollbild AIDS übergeht. Es wird daher besser die Bezeichnung „AIDS assoziierte Symptome" oder „AIDS related complex" (ARC) verwendet.

Der außerordentliche Anstieg von AIDS-Fällen besonders in

den USA wird in Tab. 1 veranschaulicht: Quinn 1985 errechnete aus diesen statistischen Angaben, daß allein in den USA in den nächsten zwei Jahren mit 40 000 Fällen zu rechnen ist.

Die AIDS-Epidemie hat in Europa später eingesetzt und scheint hier etwas langsamer zu verlaufen. Somit gleicht die epidemiologi-

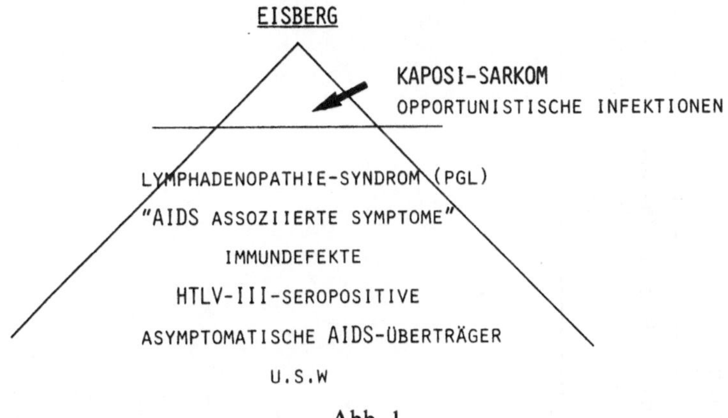

Abb. 1

sche Ausbreitung in Europa derzeit den Anfangsstadien der AIDS-Epidemie in den USA. In Österreich wurden bis April 1985 13 AIDS-Fälle gemeldet[1] (siehe Tab. 2), neun von diesen sind bereits gestorben. Selbst bei dieser sehr kleinen Zahl von Fällen zeigen sich die gleichen epidemiologischen Merkmale (Risikogruppen, Alter, Geschlecht usw.) wie in den großen amerikanischen Statistiken.

Aus den meisten Statistiken geht hervor, daß zwei Jahre nach Diagnose-Stellung nur mehr 25% überleben, die durchschnittliche Lebensdauer nach der Hospitalisierung wurde mit 224 Tagen errechnet.

Von Interesse ist natürlich die geographische Verteilung: AIDS ist zweifellos heute noch eine Erkrankung, die vor allem in den USA

[1] Dem Bundesministerium für Gesundheit und Umweltschutz möchte ich für die Überlassung der Daten danken.

Tabelle 2

Gemeldet am	Alter	homo-sexuell	drogen-abhängig	hämo-phil	Kaposi	Pneumo-cystis carinii	Candi-diasis	Andere Infekte	ver-storben
19. 4. 1983 Wien	51 a ♂	×	—	—	×	×	×	×	†
19. 4. 1983 Wien	56 a ♂	×	—	—	×	—	×	×	†
21. 4. 1983 Wien	17 a ♂	—	—	×	—	—	×	×	—
25. 4. 1983 Wien	28 a ♂	×	×	—	×	—	—	×	—
6. 5. 1983 Wien	28 a ♂	×	—	—	—	×	×	—	†
30. 6. 1983 Innsbruck	29 a ♂	—	×	—	—	—	×	×	†
13. 7. 1983 Linz	39 a ♂	×	—	—	—	×	×	—	†
15. 3. 1984 Salzburg	45 a ♂	×	—	—	—	×	—	×	†

14. 3. 1984 Wien	40 a ♂	×	—	—	—	—	—	×	†
11. 9. 1984 Wien	39 a ♂	×	—	—	×	—	—	×	—
28. 9. 1984 Salzburg	30 a ♂	—	—	—	—	—	×	—	†
22. 11. 1984 Kärnten	42 a ♂	×	—	—	—	—	×	×	†
5. 12. 1984 Wien	35 a ♂	×	—	—	×	—	×	—	—

vorkommt und hier ist AIDS auf bestimmte Plätze konzentriert. Die folgenden Zahlen gelten für das Jahr 1983. 59,7% aller AIDS-Fälle bei Homosexuellen stammen aus New York City, Los Angeles und San Francisco. Eine weitere epidemiologische Auffälligkeit ist das vorwiegende Vorkommen von AIDS bei Männern (94%) und hier wieder bei Homosexuellen (siehe Abb. 2).

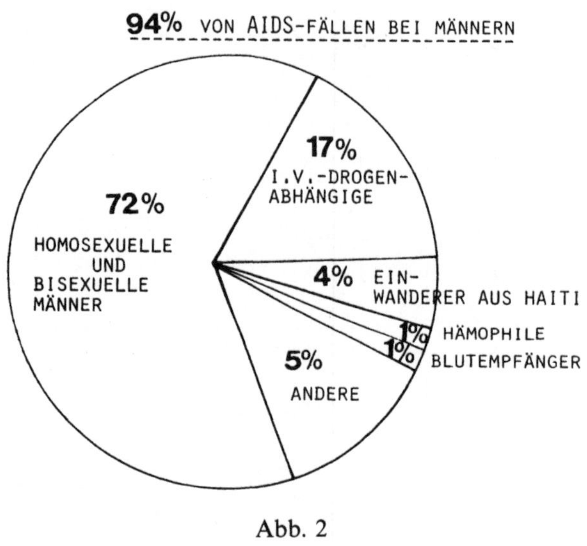

Abb. 2

94% aller AIDS-Fälle treten bei Männern auf und von diesen sind 72% homosexuell oder bisexuell. Nach dem klassischen Kinsey-Report sollen 10% aller Amerikaner Homosexuelle sein. USA haben 159 Mill. Einwohner. Warum nur so wenige Frauen erkranken (6%), läßt sich vorläufig noch nicht sicher erklären. Die meisten Frauen, die AIDS entwickelten, waren entweder intravenöse Drogenabhängige, oder sexuelle Partner von AIDS-Kranken. Für die Seltenheit bei Frauen gibt es zwei Erklärungen, die beide nicht befriedigend sind: Entweder sind Frauen hormonell besser vor AIDS geschützt oder die Inokulation des Virus über die vaginale Mucosa ist weitaus schwieriger als über die rektale Mucosa.

Tabelle 3

Der positive Nachweis von HTLV III-Antikörpern besagt:

- Der Patient ist an *AIDS erkrankt* — klinische Diagnosestellung.
- Der Patient gehört zur Gruppe der *Prä-AIDS*-Fälle („AIDS related complex", „Lymphadenopathie-Syndrom") — klinische Diagnosestellung.
- Der Patient ist einmal mit dem HTLV III-Virus in Kontakt gekommen, hat Antikörper gegen das Virus entwickelt, ist jetzt ein asymptomatischer Virusträger und *möglicherweise infektiös.*
- Der Patient ist einmal mit dem HTLV III-Virus in Kontakt gekommen, hat Antikörper gegen das Virus entwickelt und die Infektion überwunden, der Patient ist *gesund*?

Die Syphilis ist unter den sexuell übertragbaren Erkrankungen (STD) eine relativ seltene Krankheit, trotzdem zeigen amerikanische Studien, daß ungefähr 70% aller AIDS-erkrankten Homosexuellen im TPHA-Test reaktiv sind. Das spricht einerseits dafür, daß diese Betroffenen sexuell außerordentlich aktiv waren, andererseits bekäftigt es die Hypothese, daß AIDS eine „STD" ist. Das Durchschnittsalter zum Zeitpunkt der Erkrankung von AIDS lag bei 36,5 Jahren, für Frühsyphilis war das Durchschnittsalter 28,2 Jahre und für Gonorrhoe 28,9 Jahre. Wenn AIDS eine STD ist, spricht diese Beobachtung für die lange Inkubationszeit von AIDS.

Was bedeutete der serologische Nachweis von Antikörpern für HTLV III im Rahmen epidemiologischer Studien? Tatsächlich scheint z. B. der von der Firma Abbott entwickelte HTLV III EIA (= Enzym-immunoassay), geprüft bei 18 000 Blutspendern und über 100 AIDS-Kranken eine hohe Spezifität (99,8%) und Sensitivität (93—95%) zu haben. Dennoch ist seine Aussagekraft außerordentlich problematisch und läßt sich vorläufig nur so wie in Tab. 3 definieren.

Dementsprechend hoch ist die „Durchseuchung" der Bevölkerung mit HTLV III Antikörpern, zumindest in den USA und dort vor allem bei den Risikogruppen (Tab. 4).

Tabelle 4. *Epidemiologie der HTLV III-Seropositivität (zusammenfassende Ergebnisse aus USA-Studien 1984)*

1.
   - Fast alle AIDS-Patienten sind reaktiv
   - Lymphadenopathie-Syndrom-Patienten 85—100% reaktiv
   - Asymptomatische Homosexuelle 22—65% reaktiv
   - Asymptomatische Heterosexuelle bis 1% reaktiv
2. Hämophile: 56—72% reaktiv
3. I. v.-Drogenabhängige: 15—87% reaktiv
4. 35% der weiblichen Sexualpartner von AIDS-Patienten sind reaktiv
5. Nach sechs Studien in den USA: HTLV III-Seropositivität bei „Gesunden“ führt in 4—19% innerhalb von ein bis fünf Jahren zu AIDS

Nachtrag bei der Korrektur

Im September 1985 wurden aus den USA bereits 13 074 AIDS-Fälle gemeldet, in Österreich waren zu diesem Zeitpunkt 23 AIDS-Fälle gemeldet. Sollte sich die Zahl der AIDS-Fälle weiterhin alle 8 Monate verdoppeln, dann muß in Österreich in 5 Jahren mit 4200 AIDS-Fällen gerechnet werden. Von den 1983 in den USA diagnostizierten AIDS-Fällen waren 1985 bereits 75% gestorben. 42,25% aller bisher in den USA gemeldeten AIDS-Fällen gehören der Altersgruppe von 30—39 Jahren an, während der Altersgruppe über 50 Jahre nur 8,48% angehören.

Die zahlenmäßige Verteilung der Risikogruppe ist bis September 1985 ungefähr gleich geblieben, die Einwanderer aus Haiti werden allerdings nicht mehr als eine Risikogruppe gezählt.

Literatur

Acquired Immune Deficiency Syndrome (AIDS)—Update. Wkly. Epidem. Rec. *60*, 199–202 (1985).

Acquired Immune Deficiency Syndrome (AIDS). Results of HTLV III/LAV test kits reported from blood collection centres. Wkly. Epidem. *60*, 221–222 (1985).

Acquired Immune Deficiency Syndrome (AIDS). Weekly Surveillance Report—United States AIDS activity. Center for Infectious Diseases—Centers for Diseases Control, April 1, 1985.

Conant, M.: AIDS and Kaposis sarcoma, Curr. Probl. Derm. *13*, 92–108 (1985).

Hardy, A. M., Allen, J. R., Meade Morgan, W., Curran, J. W.: The indicate rate of Acquired Immune Deficiency Syndrome in selected populations. J.A.M.A. *253, 215*–220 (1985).

Helm, E. B., Stille, W.: AIDS, Acquired Immune Deficiency Syndrome. München-Bern-Wien: Zuckerschwerdt. 1985.

Koch, M. A., L'age-Stehr, J.: AIDS, Der heutige Stand unseres Wissens. Deutsches Ärzteblatt *82*, 2560–2567 (1985).

Anschrift des Verfassers: Prof. Dr. G. Niebauer, II. Universitäts-Hautklinik, Alser Straße 4, A-1090 Wien.

Das klinische Spektrum von AIDS

G. Stingl, E. Tschachler und *K. Wolff*

I. Universitäts-Hautklinik, Wien
(Vorstand: Prof. Dr. K. Wolff)

Einleitung

Im Frühjahr 1981 beobachteten Ärzte aus New York City, San Francisco und Los Angeles bei vormals gesunden jungen männlichen Homosexuellen ein nahezu gleichzeitiges Auftreten von Kaposi-Sarkomen und lebensbedrohlichen opportunistischen Infektionen. Die Ärzte meldeten diese ungewöhnliche Beobachtung den Centers for Disease Control (CDC) und bereits Ende 1981 lagen etwa 100 Fallberichte über diese offensichtlich neue Krankheitsentität vor [1, 2]. Bald erkannte man, daß dieses klinische Erscheinungsbild von einer profunden Störung des Immunsystems begleitet ist, welche vorwiegend das System der Helfer/Induktor-T-Zellen betrifft [3, 4]. Es lag also die Vermutung nahe, daß die klinischen Symptome dieser Patienten — vor allem die mit einer hohen Mortalitätsrate behafteten opportunististischen Infektionen — als Folge dieser Defektimmunopathie auftreten, was schließlich der Krankheit ihren Namen gab: acquired immunodeficiency syndrome = AIDS.

Die erste Maßnahme, die die CDC ergriffen, um dem Wesen dieser mysteriösen Krankheit auf die Spur zu kommen, war die Einführung einer rigorosen Meldepflicht und die Durchführung sorgfältiger epidemiologischer Untersuchungen (= Surveillance system). Die Voraussetzung dafür war aber die Schaffung einer

Tabelle 1. *Die Definition von AIDS, erstellt von den CDC zur epidemiologischen Überwachung*

1. Das Vorliegen einer sicher diagnostizierten Krankheit, die zumindest in bescheidenem Maß Hinweis auf das Vorliegen einer zellulären Immundefizienz gibt.
2. Keine bekannte zugrundeliegende Ursache für eine zelluläre Immundefizienz, oder sonstige Ursache, die eine herabgesetzte Resistenz gegen die betreffende Krankheit bedingt.

ad 1: Erkrankungen, die zumindest einen geringfügigen Hinweis auf das Vorliegen einer zellulären Immundefizienz geben:

A. Infektionen durch Protozoen und Helminthen:
   1. *Kryptosporidiose,* intestintal; Diarrhoen von über einem Monat Dauer, Histologie (oder Stuhlmikroskopie)
   2. *Pneumocystis carinii-Pneumonie* (Histologie, Mikroskopie eines Abstriches oder von Bronchiallavage-Material)
   3. *Strongyloidiasis;* Pneumonie, ZNS- und disseminierte Infektion (Histologie)
   4. *Toxoplasmose;* Pneumonie, ZNS (Histologie, Mikroskopie von Ausstrichpräparaten)

B. Mykosen:
   1. *Apergillose;* ZNS- oder disseminierte Infektion (Kultur, Histologie)
   2. *Candidiasis;* Ösophagitis (Histologie, Mikroskopie eines „Naßpräparates"; endoskopisch: weiße Plaques auf entzündlich veränderter Schleimhaut)
   3. *Kryptokokkose;* Infektion der Lunge, des ZNS oder disseminiert (Kultur, Antigennachweis, Histologie)

C. Bakterien:
1. *Atypische Mykobakterien* (Kultur)

D. Viren:
1. *Cytomegalie:* Infektion von Lunge, Gastrointestinaltrakt oder ZNS (Histologie)
2. *Herpes simplex;* länger als einen Monat bestehende mukokutane Infektionen mit Ulcera, oder Infektion von Lunge, Gastrointestinaltrakt bzw. disseminierte Form (Kultur, Histologie, Zytologie)
3. *Progressive multiforkale Leukoencephalopathie* (vermutlich durch ein Papovavirus hervorgerufen), (Histologie)

E. Krebs:
1. *Kaposi-Sarkom* (Histologie)
2. Ein streng auf das Gehirn beschränktes Lymphom

---

ad 2: Bekannte Ursachen herabgesetzter Resistenz

Bekannte Ursachen herabgesetzter Resistenz gegenüber Erkrankungen, die auf eine Immundefizienz hindeuten, sind in der linken Kolonne angeführt; während die Krankheiten, die diesen Ursachen zugeschrieben werden können (eher als der Immundefizienz bei AIDS), rechts stehen:

Tabelle 1 (*Fortsetzung*)

	Bekannte Ursachen herabgesetzter Resistenz:	*Krankheiten, die möglicherweise bekannten Ursachen herabgesetzter Resistenz zuzuschreiben sind:*
1.	Corticosteroidtherapie oder andere immunsuppressive oder cytotoxische Therapie	Jede Infektion, die während oder einen Monat nach einer solchen Therapie ausbricht, sofern die Therapie begonnen wurde bevor organspezifische Anzeichen oder Symptome auftraten (z. B. Dyspnoe bei Pneumonie, Kopfschmerz bei Encephalitis, Diarrhoe bei Colitis); oder Krebs, der während oder innerhalb eines Monats nach einer *mehr als vier Monate durchgeführten* immunsuppressiven oder cytotoxischen Therapie diagnostiziert wird, falls diese Therapie vor den jeweils typischen Symptomen einsetzt
2.	Ausgedehnter Krebs des lymphatischen oder histiocytären Gewebes wie z. B. Lymphom, M. Hodgkin, lymphatische Leukämie, multiples Myelom; (dies schließt nicht den an einer einzigen Stelle lokalisierten Krebs ein, wie z. B. das primäre Lymphom des Gehirns)	Jeder andere Krebs oder jede andere Infektion, ungeachtet der Tatsache, ob die Diagnose vorher oder nachher gestellt wurde (ein Lymphom z. B. könnte schon vorher bestanden haben, obwohl es erst nachher diagnostiziert wird)
	Alter über 60 Jahre zum Zeitpunkt der Diagnose	Kaposi-Sarkom
4.	Alter unter 28 Tage (Neonatal-Periode) zum Zeitpunkt der Diagnose	Toxoplasmose, Cytomegalie oder Herpes simplex-Virus-Infektionen
5.	Eine für AIDS atypische Immundefizienz, z. B. wenn auch eine Hypogammaglobulinämie auftritt; oder eine Immunschwäche als deren Ursache sich ein genetischer oder entwicklungsbedingter Defekt zeigt (z. B. Thymusdysplasie)	Jede Infektion oder jeder Krebs, der während einer solchen Immundefizienz diagnostiziert wird

brauchbaren Definition des Krankheitsbildes, die einerseits weit genug sein mußte, um das gesamte klinische Spektrum einzuschließen und andererseits eng genug, um Personen mit unklaren Allgemeinsymptomen auszuschließen

Die CDC entschlossen sich schließlich zu einer rein klinischen Definition von AIDS (Tab. 1).

Obwohl einige Patienten ohne vorherige Allgemeinsymptomatik entweder an Kaposi-Sarkom oder an opportunistischen Infektionen erkranken, beginnt bei den meisten AIDS-Patienten die Erkrankung mit relativ unspezifischen Prodromalerscheinungen (z. B. unerklärtes Fieber, Lymphadenopathie, Gewichtsverlust, Diarrhoe, Müdigkeit, Nachtschweiß), die auch als Prä-AIDS bezeichnet wurden [4, 5]. Ähnliche Symptome wurden allerdings auch von Personen berichtet, die den bekannten Risikogruppen (männliche Homosexuelle, i. v.-Drogenabhängige, Haemophile und Haitianer) angehören, ohne dabei immer an opportunistischen Infektionen oder Tumoren zu erkranken [6, 7]. Für diese also offensichtlich heterogene Patientengruppe wurde der Ausdruck AIDS-related complex (ARC) geprägt (Tab. 2). Die Erstellung dieser Diagnose läßt zwar die Möglichkeit offen, impliziert aber nicht notwendigerweise, daß der Patient letztlich an AIDS (laut CDC-Definition) erkranken wird.

Da heute mit an Sicherheit grenzender Wahrscheinlichkeit angenommen werden kann, daß LAV/HTLV III das ätiologische Agens sowohl von AIDS, als auch von ARC darstellt [8—10] ist es wohl gerechtfertigt, AIDS (laut CDC-Definition) als die Major-Form und ARC als die Minor-Form ein und desselben Geschehens anzusehen. Es ist daher vorstellbar, daß das Schicksal des Patienten nicht nur von der Natur des Erregers, sondern auch von der Tauglichkeit der gegen das auslösende, infektiöse Agens gerichteten, körpereigenen Abwehrmechanismen determiniert wird.

In der vorliegenden Kurzübersicht werden wir das klinische Spektrum von AIDS und ARC beschreiben und insbesondere jene Symptomkonstellation herausarbeiten, deren Kenntnis es auch dem in der Praxis tätigen Arzt ermöglichen soll, diese lebensbedrohliche Erkrankung bereits in ihren Frühphasen zu erkennen.

Tabelle 2. *Derzeit verwendete Definition von ARC, welche von der AIDS-Arbeitsgruppe am NIH in Zusammenarbeit mit den CDC entwickelt wurde*

I. Klinisch (*ungeklärte*, seit mindestens drei Monaten bestehende Symptomatik):	II. Laborwerte:
1. Lymphadenopathie 2 (nicht inguinal)	1. Verminderte Anzahl von T-Helfer-Zellen
2. Gewichtsverlust ⩾ 7 kg (15 Pfund) *oder* ⩾ 10% des Normalgewichtes	2. Verminderte T-Helfer: T-Suppressorzell-Ratio
3. Fieber ⩾ 38 °C, intermittierend oder kontinuierlich	3. Anämie *oder* Leukopenie *oder* Thrombocytopenie *oder* Lymphopenie
4. Diarrhoe	4. Globuline im Serum erhöht
5. Müdigkeit/Übelkeit	5. Verminderte blastogene Antwort der Lymphozyten auf Mitogene
6. Nachtschweiß	6. Fehlende Reaktion auf multiple Hautteste mit Antigenen
	7. Erhöhte Werter zirkulierender Immunkomplexe

Um der Definition gerecht zu werden, muß eine betroffene Person zwei (oder mehr) Symptome *und* zwei (oder mehr) abweichende Laborwerte aufweisen.

1. AIDS-Related Complex (ARC) (Tab. 2)

1.1. Fieber

Eines der häufigsten Symptome von ARC ist eine chronisch-intermittierende oder kontinuierliche Temperaturerhöhung von ≥ 38 °C. Wenn sich keine klare Fieberursache [11] erheben läßt, sollte bei allen mit AIDS-Risiko behafteten Personen eine gezielte Durchuntersuchung begonnen werden, die neben Routineuntersuchungen (inklusive radiologischer Verfahren zum Nachweis infektiöser oder neoplastischer Prozesse) die Erstellung eines Immunstatus (Hauttestung auf Recall-Antigene, Lymphozytentransformationstests, T-Zell-Subpopulationen, quantitative Immunglobuline, Suche nach Autoantikörpern und zirkulierenden Immunkomplexen) und eines serologischen Profils [HTLV III, Hepatitis A und B, Cytomegalie, Epstein-Barr-Virus (EBV), Toxoplasmose, Syphilis] umfassen soll.

1.2. Diarrhoe und Gewichtsverlust

Gastrointestinale Beschwerden treten bei Angehörigen von AIDS-Risikogruppen gehäuft auf (z. B. „Gay bowel syndrome"), so daß sich im Einzelfall kaum feststellen läßt, ob eine gastrointestinale Erkrankung als Vorbote von AIDS oder als isoliertes Symptom eines sonst Gesunden aufzufassen ist [12]. In der Prodromalphase von AIDS bestehen schwere intermittierende Diarrhoen und Gewichtsverlust von ≥ 10% des Körpergewichtes im Verlauf von drei Monaten bei etwa 50% aller Patienten. In den meisten Fällen sind sie durch multiple Infektionen mit opportunistischen Keimen verursacht (siehe Tab. 1), selten auch durch multiple Kaposi-Sarkom-Läsionen im Verdauungstrakt. Selbst wenn sich ein Angehöriger einer AIDS-Risikogruppe mit Ausnahme der chronischen gastrointestinalen Symptomatik gesund fühlt, muß neben den entsprechenden mikrobiologischen, radiographischen und endoskopischen Untersuchungsverfahren ein Immunstatus erhoben und nach Antikörpern gegen LAV/HTLV III gefahndet werden.

1.3. Hautläsionen

Bestimmte Dermatosen treten bei ARC-Patienten in gehäufter Form auf, wie beispielsweise diffuse makulopapulöse Exantheme unbekannter Ätiologie, seborrhoisches Ekzem, Pityriasis versicolor, Staphylokokken-Impetigo, Herpes simplex und mokutane Candidasis [7, 13]. Es ist bemerkenswert, daß ARC- und AIDS-Patienten auf bestimmte Pharmaka schwere Intoleranzreaktionen gehäuft ausbilden wie beispielsweise Stevens-Johnson-Syndrom und toxische epidermale Nekrolyse (TEN) auf Trimethoprim-Sulfamethoxazol.

1.4. Generalisierte Lymphknotenschwellung

Definitionsgemäß bestehen bei diesen Patienten Lymphknotenschwellungen an mindestens zwei extrainguinalen Stationen für einen Mindestzeitraum von drei Monaten [6, 7, 13]. Andere Ursachen einer generalisierten Lymphadenopathie (Toxoplasmose, infektiöse Mononukleose, Syphilis, Tuberkulose, Sarkoidose, Lymphome, Metastasen, Autoimmunerkrankungen, Einnahme antikonvulsiver Medikamente, etc.) müssen selbstverständlich ausgeschlossen werden. Die meisten Patienten weisen vergrößerte (0,5—5 cm im Durchmesser messende) zervikale, axilläre und occipitale Lymphknoten oder Lymphknotenpakete auf, gelegentlich besteht auch eine Splenomegalie. Bei Personen mit ungeklärten, persistierenden Lymphknotenschwellungen muß eine Lymphknotenbiopsie durchgeführt werden [14]. Bei ARC-assoziierter Lymphadenopathie lassen sich drei Befundmuster erheben [6, 7]:

a) explosive follikuläre Hyperplasie mit Follikelverschmelzung;

b) Follikelinvolution mit hypozellulären, hyalinisierten Keimzentren;

c) Mischtyp — Zeichen von Follikelhyperplasie und Follikelinvolution.

Diese histopathologischen Veränderungen ähneln jenen der infektiösen Mononukleose, und es wurde daher auch vermutet, daß die Lymphknotenschwellungen bei ARC-Patienten durch Reaktivierung einer latenten EBV-Infektion zustande kommen.

1.5. Andere Symptome

Müdigkeit, Muskelschmerzen, Arthralgien, Nachtschweiß, Libidoverminderung, diffuse Alopezie, Dyspnoe, Depressionen u. a. wurden bei ARC/AIDS-Patienten in gesteigerter Häufigkeit beobachtet [7, 15]. Wenn es sich dabei auch in der Mehrzahl um eher „unspezifische" Symptome handelt, sollte ihr Vorhandensein vor allem bei Risikopersonen entsprechende diagnostische Maßnahmen nach sich ziehen.

2. AIDS (CDC-Definition)

Die Diagnose AIDS wird gestellt, wenn auf dem Boden eines anderweitig nicht erklärbaren, erworbenen Immundefektes Krankheiten auftreten, die auf eine profunde Störung der zellvermittelten Immunität hinweisen. Diese Erkrankungen können neoplastischer und infektiöser Natur sein.

2.1. AIDS-assoziierte Neoplasmen

Wenn auch das Kaposi-Sarkom das bei weitem häufigste AIDS-assoziierte Neoplasma ist, so gibt es doch eine Reihe weiterer Malignome, die bei AIDS-Patienten gehäuft auftreten. Dies erscheint auch dann plausibel, wenn man von der Annahme ausgeht, daß ein Defekt der zellvermittelten Immunität (d. h. der immune surveillance) Virusreaktivierung und Onkogenese begünstigt.

2.1.1. Kaposi-Sarkom (Abb. 1, 2)

Moritz Kaposi beschrieb im Jahr 1872 das „idiopathische multiple Pigmentsarkom der Haut", ein vom Gefäßsystem ausgehendes Neoplasma, das heute den Namen des Erstbeschreibers trägt [16]. Obwohl die Histogenese dieses Tumors noch nicht eindeutig geklärt ist, gilt es heute als wahrscheinlich, daß er von Endothelzellen der Blutendstrombahn ausgeht [17].

Bis zum Auftreten der AIDS-Epidemie galt das Kaposi-Sarkom in der westlichen Welt als Rarität und wurde lediglich bei drei Populationsgruppen gehäuft beobachtet:

2.1.1.1. Klassische Vorlaufsform: Ältere Männer — vorzugsweise osteuropäischer und mediterraner Provenienz — erkrankten meist an einer relativ benignen Verlaufsform dieses Tumors, die durchschnittliche Überlebensrate beträgt 8—13 Jahre [18, 19] (Abb. 1).

2.1.1.2. Kaposi-Sarkom in Zentralafrika: Seit etwa 50 Jahren weiß man, daß das Kaposi-Sarkom in bestimmten Gebieten Ugandas, Zaires, Kenyas und Tanzanias bei Schwarzafrikanern endemisch auftritt und sowohl Kinder, als auch Erwachsene befällt. Wie bei allen Verlaufsformen dieses Tumors sind Männer weitaus häufiger betroffen als Frauen [20].

2.1.1.3. Kaposi-Sarkom bei immunsupprimierten Patienten: Die Tatsache, daß immunsupprimierte Empfänger von Nierenallotransplantaten gehäuft Kaposi-Sarkome ausbilden, die nach Absetzen der immunsuppressiven Therapie sogar Rückbildungstendenzen aufweisen, deutet wohl am besten auf den ursächlichen Zusammenhang zwischen Immundefizienz und Kaposi-Sarkom hin [21, 22]. Es ist daher verständlich, daß man das Kaposi-Sarkom auch als „opportunistischen Tumor" bezeichnet hat.

2.1.1.4. AIDS-assoziiertes Kaposi-Sarkom (Abb. 2) (= epidemisches Kaposi-Sarkom). Obwohl die Läsionen des epidemischen Kaposi-Sarkoms von denen der klassischen Verlaufsform histopathologisch nicht unterscheidbar sind, weist der Krankheitsverlauf beider Formen doch wesentliche Unterschiede auf [4, 23]:

Abb. 1. Kaposi-Sarkom (klassischer Typ). Vorwiegend bei älteren Männern (> 60 a) kommt es zum Auftreten braunroter bis braunvioletter Flecken und Plaques die, typischerweise symmetrisch, an den distalen Extremitäten lokalisiert sind und sich meist nur langsam lokal progredient ausbreiten

Abb. 2. Kaposi-Sarkom (AIDS-assoziierter Typ). Ohne Prädilektionsstelle kommt es oft disseminiert zum Auftreten braunrötlicher Flecken bzw. Plaques bei jungen Männern (30—40 a). Die Anordnung folgt oft den Spaltlinien der Haut. Zum Zeitpunkt der Diagnose des Kaposi-Sarkoms an der Haut bestehen bereits bei mehr als 40% der Patienten auch Kaposi-Sarkome an inneren Organen (GIT, Pharynx, Lunge)

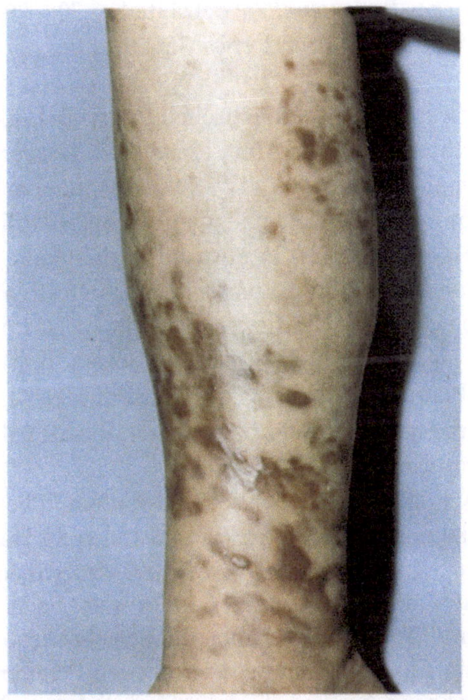

Abb. 1

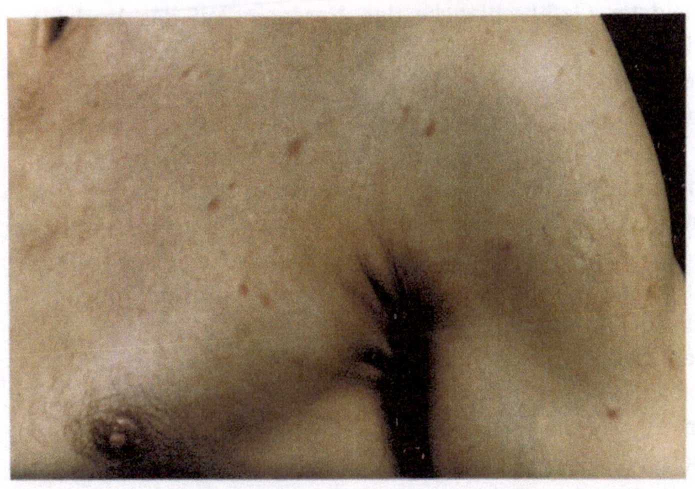

Abb. 2

- *Durchschnittliches Patientenalter:* beträgt etwa 70—79 Jahre bei der klassischen Verlaufsform und etwa 35 Jahre bei der epidemischen Form.
- *Lokalisation:* werden bei der klassischen Form vorzugsweise die unteren Extremitäten befallen (Abb. 1), so tritt das epidemische Kaposi-Sarkom nahezu ubiquitär auf — mit besonderer Prädilektion für den Kopf-/Halsbereich und den Rumpf (häufig in den Spaltlinien der Haut) (Abb. 2). In etwa 40% aller Fälle bestehen Läsionen der Mundschleimhaut und des Gastrointestinaltraktes.
- *Verlauf:* Die klassische Variante beginnt meist mit einem einzigen oder wenigen lividroten Flecken (Fleckstadium), die sich nur langsam zu Plaques (Plaquestadium) und Knoten (Tumorstadium) vergrößern. Lymphknoten- bzw. Viszeralbefall tritt oft erst nach vielen Jahren ein.

Im Unterschied dazu bestehen bei AIDS-Patienten bereits zum Zeitpunkt der Diagnose oft disseminierte Läsionen an Haut (Abb. 2), Schleimhäuten, Lymphknoten und inneren Organen. Dieser Befund unterstützt die Vermutung, daß es sich beim Kaposi-Sarkom um ein multifokales Geschehen handelt. Die histologische Diagnose kann im Fleckstadium Schwierigkeiten bereiten, jedoch sollte eine Vermehrung bizarr geformter, lediglich von Endothel ausgekleideter Gefäßschläuche den Verdacht auf das Vorliegen eines Kaposi-Sarkoms wecken. Im fortgeschrittenen Stadium (Spindelzellproliferation, Erythrozytenextravasation) bestehen keine diagnostischen Probleme.

Die therapeutischen Strategien für das epidemische Kaposi-Sarkom umfassen einerseits die Verwendung zytotoxischer Chemotherapeutika und andererseits den Einsatz von biological response modifiers. Unter den verschiedenen Chemotherapeutika haben sich Vinblastin (4—10 mg i. v./Woche) und Epidophyllotoxin (VP-16; 150 mg/m^2 Körperoberfläche i. v. durch drei Tage hindurch alle drei bis vier Wochen) am besten bewährt [24, 25]. Generell läßt sich sagen, daß jene Patienten, die neben dem Kaposi-Sarkom keine Allgemeinsymptomatik (Fieber, Gewichtsverlust, Nachtschweiß, etc.) und keine allzu starke Beeinträchtigung der zellvermittelten Immunität aufweisen, ein besseres Ansprechen

Tabelle 3. *Opportunistische Infektionen bei AIDS: Erregerspektrum und klinisches Bild*

Mikroorganismen	Lokalisation	klinische Manifestation
Protozoen und Helminthen		
Pneumocystis carinii	Lunge	Pneumonie
Cryptosporidium	Gastrointestinaltrakt (GIT)	Diarrhoen, Cholecystitis
Toxoplasma gondii	Zentralnervensystem (ZNS)	Enzephalitis, Pneumonie
Entamoeba histolytica	GIT	Enterokolitis, Leberabszesse
Giardia lamblia	GIT	Diarrhoen
Strongyloides stercoralis	GIT, Lunge	Diarrhoen, Pneumonie
Pilze		
Candida species	Mund- und Rachenraum Ösophagus	Mundsoor, Ösophagitis
Cryptococcus neoformans	ZNS, Lunge, Lymphknoten, Knochenmark, Blut, Harn	Pneumonie, Meningoencephalitis
Aspergillus (fumigatus, niger)	Lunge, Nasennebenhöhlen, Blut	Pneumonie, Sinusitis, Sepsis
Mykobakterien		
Mycobacterium avium intracellulare	Lymphknoten, Knochenmark, Leber, Blut, Harn, Lunge	Lymphadenitis, Hepatosplenomegalie, Pancytopenie, Pneumonie
Viren		
Cytomegalie-Virus	Lunge, Augen, ZNS, GIT, Blut, Leber, Samenblasen, Nebennierenmark	Pneumonie, Retinitis, Enzephalitis, Hepatitis, Ösophagitis, Enterokolitis, Nebenniereninsuffizienz
Epstein-Barr-Virus	Blut	EBV-positives Burkitt-Lymphom
Herpes simplex-Virus	Haut, Schleimhäute	Herpes simplex vegetans
Varicellen/Zoster-Virus	Haut	Herpes zoster (mit Generalisation)
Pocken-Virus	Haut	Molluscum contagiosum
Polyoma-Virus	ZNS	progressive multifokale Leukoenzephalopathie

zeigen und auch nur selten an opportunistischen Infektionen erkranken. Bei besonders aggressivem Verlauf des Kaposi-Sarkoms wurde eine Kombinationschemotherapie (Adriamycin, Bleomycin, Vinblastin) versucht [25]. Obwohl es unter dieser Therapie in einem relativ hohen Prozentsatz zu einer partiellen Remission des Tumors kam, traten im Gefolge schwere lebensbedrohliche opportunistische Infektionen auf, weshalb diese Therapieform letztlich aufgegeben wurde.

Was den Einsatz von Biological response modifiers betrifft, so haben mehrere Studien gezeigt, daß hochdosiertes rekombinantes Interferon-α (50×10^6 I. E./m^2 Körperoberfläche durch fünf aufeinanderfolgende Tage jeder zweiten Woche, mindestens zwei Monate) bei etwa 10% zu einer Vollremission, bei 30% zu einer teilweisen Remission, bei weiteren 10% zu einer Stabilisierung der Erkrankung führt, während bei den restlichen 50% eine Progredienz der Krankheitserscheinungen eintrat [26, 27]. Präliminäre Studien mit Interferon-γ ergaben wenig ermutigende Resultate und der Einsatz von rekombinantem Interleukin-2 erscheint problematisch, da dieses Lymphokin möglicherweise eine Proliferation der LAV/HTLV III-infizierten Lymphozyten auslöst.

2.1.2. Andere AIDS-assoziierte Neoplasien

AIDS-Patienten erkranken gehäuft an primären Lymphomen des ZNS, an undifferenzierten Non-Hodgkin-Lymphomen (z. B. Burkitts Lymphom, immunoblastische Lymphome) sowie an Plattenepithel-Karzinomen der Mundschleimhaut, des Ösophagus und des Rektums [28—31]. Es ist wahrscheinlich, aber noch nicht bewiesen, daß der Defekt der zellvermittelten Immunität an der Entstehung dieser Neoplasmen mitbeteiligt ist.

Abb. 3. Pneumocystis carinii in Lungenlavagematerial (zur Verfügung gestellt von Prof. Dr. H. Aspöck, Hygiene-Institut, Wien)

Abb. 4. Toxoplasma gondii, Pseudozyste (zur Verfügung gestellt von Prof. Dr. H. Aspöck, Hygiene-Institut, Wien; Lit.: Aspöck, H. Toxoplasmose. Hrsg.: Hoffmann La Roche)

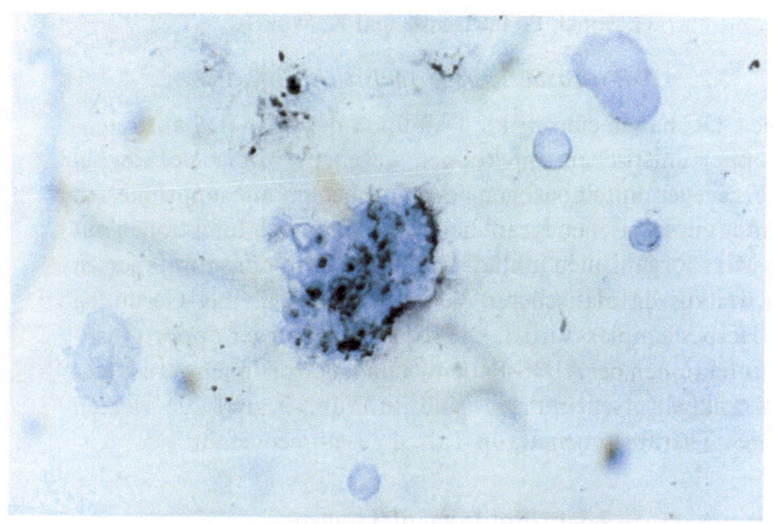

Abb. 3

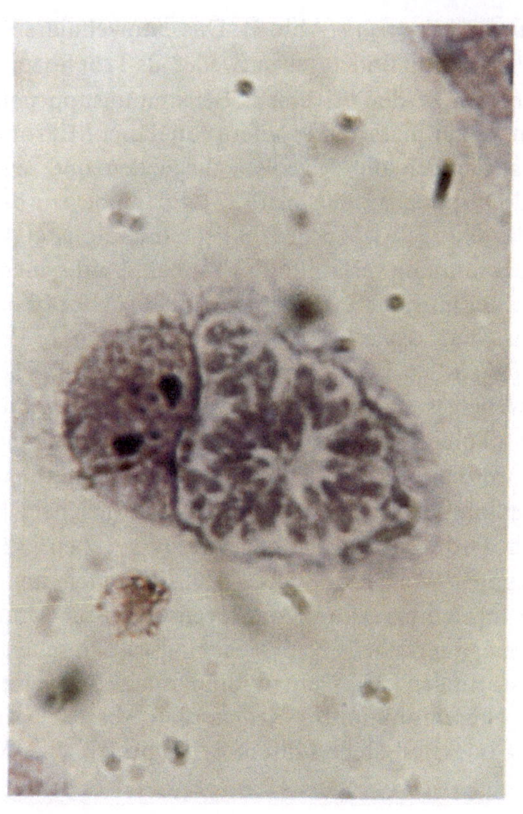

Abb. 4

2.2. AIDS-assoziierte opportunistische Infektionen

Die CDC haben eine strikte Definition der bei AIDS auftretenden opportunistischen Infektionen gegeben, wobei sie sowohl solche Erreger miteinbezogen, die nur bei immunsupprimierten Patienten zur klinischen Krankheit führen, als auch Infektionen mit jenen Mikroorganismen inkludierten, die bei Immunsupprimierten einen weitaus dramatischeren Verlauf nehmen als bei Gesunden (z. B. Herpes simplex-Virus). Die häufigsten Erreger opportunistischer Infektionen bei AIDS-Patienten und die von ihnen verursachten Krankheitserscheinungen sind in Tab. 3 und die derzeit gängigen Therapieschemata in Tab. 4 zusammengefaßt.

2.2.1. Protozoeninfektionen

2.2.1.1. Pneumocystis carinii (Abb. 3): Das extrazelluläre Protozoon Pneumocystis carinii findet sich entweder als Trophozoit oder in seiner Zystenform in den. Alveolen. Bei immunsupprimierten Patienten kommt es zur massiven Proliferation dieser Mikroorganismen, welche schließlich die Alveolen auskleiden und schwere Hypoxämie und Dyspnoe verursachen [32]. Pneumocystis carinii-Pneumonie ist die häufigste lebensbedrohliche Infektion bei AIDS-Patienten. Die Erkrankung verläuft oft nur subakut mit schleichendem Beginn (leichter Hustenreiz, Dyspnoe), und im Thoraxröntgen lassen sich meist nur diskrete Infiltrate nachweisen [33]. Die Diagnose wird durch den Erregernachweis aus Bronchialsekreten oder Lungengewebe gestellt, wobei die Erreger durch verschiedene Färbetechniken (Toluidinblau, Gram-Weigert, Methenamin-Silber) dargestellt werden [34, 35]. Trimethoprim-Sulfamethoxazole (TMPS) und Pentamidin-Isothionat sind etwa in gleichem Maße wirksam, jedoch wird TMPS meist der Vorzug gegeben [33, 36]. Die Nebenwirkungen von TMPS bei AIDS-Patienten umfassen schwere kutane Intoleranzreaktionen (Stevens-Johnson-Syndrom, TEN), Leukopenie, interstitielle Nephritis, Nausea und selten auch Leberfunktionsstörungen [37]. Pentamidin kann zu schwerer Einschränkung der Nierenfunktion und zu sterilen Abszessen an der intramuskulären Injektionsstelle führen. Trotz prinzipieller Wirksamkeit beider Pharmaka beträgt die Mortalitätsrate der Pneumocystis carinii-Pneumonie bei AIDS-Patienten etwa 50% pro Krankheitsschub [33]. Neuerdings wurde auch ein gutes Ansprechen von Pneumocystis carinii auf α-difluoromethylornithin (DFMO) ohne gleichzeitiges Auftreten unerwünschter Nebenwirkungen beobachtet.

2.2.1.2. Toxoplasma gondii (Abb. 4): Dieses Protozoon ist ein intrazellulärer Parasit; bei Immunsuppression des Wirtsorganismus vermehren sich die Trophozoiten rasch im Zytoplasma, der Zellkern wird dadurch rasch an den Rand verdrängt und schließlich kommt es zur Degeneration und zum Absterben der Wirtszelle. Die so freigesetzten Trophozoiten infizieren dann die benachbarten Wirtszellen.

Toxoplasma gondii verursacht bei AIDS-Patienten meist eine fokale Enzephalitis, gelegentlich auch Retinochorioiditis und eine generalisiert-disseminierte Erkrankung [38, 39]. Klinisch zeigt der Patient Fieber und fokale neurologische Ausfälle. Die ZNS-Läsionen lassen sich meist mit Hilfe der Computer-Tomographie darstellen. Da sich serologische Verfahren (z. B. IgM-ELISA) als nicht sehr verläßlich erwiesen haben, beruht die Erstellung der definitiven Diagnose auf dem Nachweis der Trophozoiten in den Zellen des bioptisch gewonnen Gewebes. Makroskopisch erkennt man nekrotische Bezirke im ZNS, histopathologisch lassen sich mit normaler H & E-Färbung intrazelluläre und frei umherliegende extrazelluläre Trophozoiten nachweisen.

Die Kombination von Pyrimethamin und Sulfadiazin ist die nur bei einem Teil der Patienten wirksame Therapie der Wahl für AIDS-assoziierte Toxoplasmose [40]. Knochenmarkstoxizität ist die gefährlichste Nebenwirkung, vor allem wegen der bei AIDS-Patienten oft bestehenden Panzytopenie; durch die Gabe von Folsäure kann — ebenso wie bei TMPS — der Knochenmarkstoxizität dieser Folsäureantagonisten bei gleichbleibender Anti-Toxoplasmawirksamkeit vorgebeugt werden.

2.2.1.3. Cryptosporidiose und andere Darmparasiten: Die persistierenden Verdauungsbeschwerden homosexueller Männer kön-

Tabelle 4. *Opportunistische Infektionen bei AIDS: Therapie*

Klinische Manifestation	Medikament	Tagesdosis	Verab-reichung	Therapie-dauer
Protozoen und Helminthen				
Pneumocystis Pneumonie	Trimethoprim und	20 mg/kg	i. v., p. o.	21 d*
	Sulfamethoxazol	100 mg/kg	i. v., p. o.	21 d
	und/oder			
	Pentamidin-Isothionat	4 mg/kg	i. m.	28 d
Kryptosporidiasis	Spiramycin (?)			
	Furazolidin (?)			
Toxoplasmose	Pyrimethamin und	75 mg (1 ×)	p. o.	28 d
	und	dann 25 mg		
	Sulfadiazin	4 mg	p. o.	28 d
Amoebiasis	Metronidazol und	2,25 g	p. o.	10 d
	Diiodohydroxyquin	2,05 g	p. o.	21 d
Lambliasis	Metronidazol	750 mg	p. o.	7 d
Strongyloidiasis	Thiabendazol	50 mg/kg	p. o.	7 d
Pilze				
Mundsoor	Nystatin oder	3×10^6 E.	p. o.	7—10 d
	Ketoconazol	200—400 mg	p. o.	7—10 d
Candidaoesophagitis	Amphotericin B	0,6 mg/kg	i. v.	7—10 d
	oder Ketoconazol	400 mg	p. o.	7—10 d
Disseminierte Candidiasis	Amphotericin B	0,6 mg/kg	i. v.	42 d

Kryptokokkose	Amphotericin B	0,3 mg/kg	i. v.	42 d
	5-Fluorocytosin	150 mg/kg	p. o., i. v.	42 d
Aspergillose	Amphotericin B	0,6 mg/kg	i. v.	6—12 w**
Mykobakterien				
Mycobacterium avium intracellulare	bisher noch kein wirksames Medikament bekannt			
	In Erprobung:			
	Ansamycin	150 mg/kg	p. o.	?
	Clofazimin	100—600 mg/kg	p. o.	?
	Amikazin	15 mg/kg	i. v.	?
Viren				
Cytomegalie-Virus-Infektion	keine spezifische Therapie bekannt			
Epstein-Barr-Virus-Infektion				
Herpes simplex-Infektion	Acyclovir	15 mg/kg	i. v.	7 d
Generalisierter Herpes zoster	Acyclovir	30 mg/kg	i. v.	7 d
Mollusca contagiosa	keine			
Progressive multifokale Leukoenzephalopathie	keine spezifische Therapie bekannt			

* Tage.
** Wochen.

nen durch eine Vielzahl von Erregern verursacht sein, u. a. Entamoeba histolytica, Giardia lamblia, Shigellen, Salmonellen und Campylobacter species [12, 41]. Schwerste profuse Durchfälle mit Flüssigkeitsverlust von bis zu 15 l/Tag werden oft durch Cryptosporidium verursacht [42, 43]. Diese Parasiten setzen sich an der Oberfläche des Dick- und Dünndarmepithels fest und führen schließlich zu Zellschädigung und Villusatrophie. Der Erregernachweis wird in Stuhlproben entweder mit Sucrose-Flotationstechnik oder durch die Darstellung säurefester Oozysten geführt.

Lambliasis kann erfolgreich mit Metronidazol oder Atebrin, die Amöbenruhr mit einer Metronidazol-Diiodohydroxyquin-Kombination behandelt werden. Furazolidin und Spiramycin sind gegen Cryptosporidium beschränkt wirksam [42]. Ergänzende therapeutische Maßnahmen umfassen Rehydratation, Herzkreislaufstützung und die Gabe von Obstipantien.

2.2.2. Bakterielle Erkrankungen

2.2.2.1. Mycobacterium avium intracellulare (Abb. 5): Dieser ubiquitäre Saprophyt war in der Vergangenheit nur äußerst selten die Ursache disseminierter Infektionen. Im Unterschied dazu ist er bei AIDS-Patienten einer der wichtigsten Pathogene [44, 45]. Der histopathologische Erregernachweis (Globi säurefester Stäbchen im Zytoplasma von Histiozyten — ähnliches Bild wie bei lepromatöser Lepra) gelingt am leichtesten in Knochenmarks-, Lymphknoten- und Leberbiopsien; aus diesem Biopsiematerial, aber auch aus peripherem Blut kann der Erreger häufig angezüchtet werden (Loewenstein-Jensen-Medium bzw. Middlebrook Medium).

Es gibt derzeit kein Medikament bzw. keine Medikamentenkombination, die gegen Mycobacterium avium intracellulare bei AIDS-Patienten sicher wirksam ist. Auf Grund von in vitro-Untersuchungen erscheint eine Kombination von Ansamycin, Chlofazimin und Amikazin noch am vielversprechendsten.

2.2.3. Pilzerkrankungen

2.2.3.1. Cryptococcus neoformans: Rezidivierende Kryptokokken-Meningitis bzw. disseminierte Kryptokokkose mit ausgedehn-

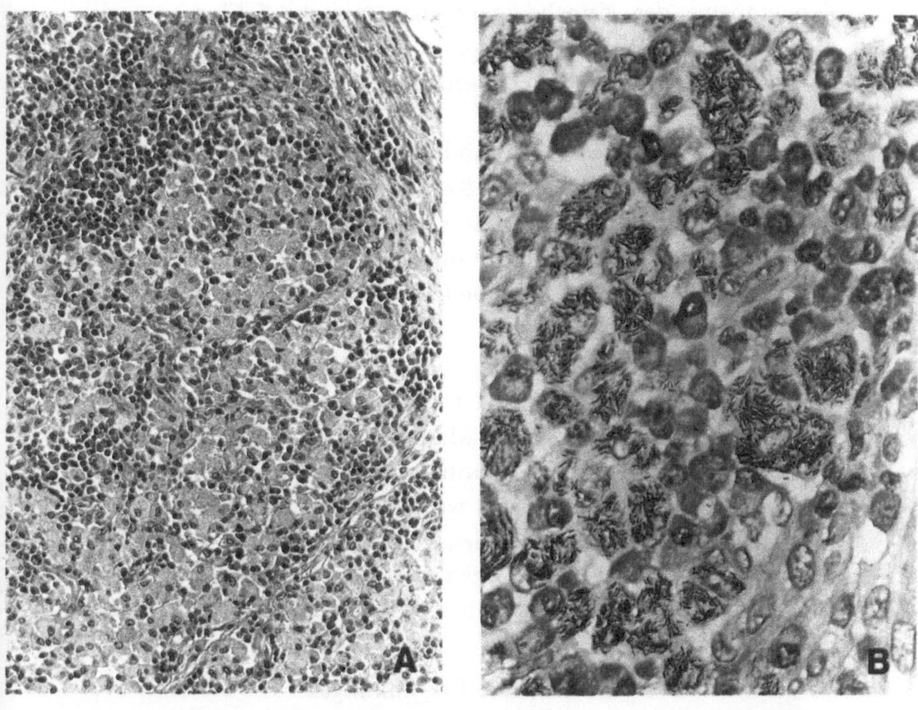

Abb. 5. Mykobakterielle Histiozytose (Lymphknoten) bei Acquired Immunodeficiency Syndrome. Diffuse Histiocytenvermehrung im Lymphknotenparenchym (*A*). Giemsa × 180. In den Histiozyten sehr reichlich Ziehl-Neelsen positive Stäbchen (M. avium intracellulare) (*B*) Ziehl-Neelsen × 1100 (zur Verfügung gestellt von Doz. Dr. Th. Radaszkiewicz, Pathologisch-Anatomisches Institut, Wien)

ter Lungeninfiltraten sind typische Manifestationen des AIDS-assoziierten Immundefektes [15]. Bei ARC- bzw. AIDS-Patienten mit persistierenden Kopfschmerzen sollte unbedingt eine Liquorpunktion durchgeführt und der direkte (Tusche-Test), kulturelle und serologische Erregernachweis versucht werden. Die Behandlung erfolgt entweder mit einer Kombinationstherapie aus Amphotericin B und 5-Fluorocytosin oder mit hochdosiertem Amphotericin B allein, da viele AIDS-Patienten wegen der bestehenden

Pancytopenie des Knochenmarks das toxische 5-Fluorocytosin nicht tolerieren. Wegen der Nephrotoxizität von Amphotericin B müssen die Nierenparameter regelmäßig kontrolliert werden.

2.2.3.2. Candida species: Candidabefall von Oropharynx und Ösophagus sind häufige AIDS-Komplikationen [5]. In schweren Fällen können Candida-bedingte Ulzera des Ösophagus perforieren und lebensbedrohliche Blutungen auslösen. Die Patienten klagen über Dysphagie, Odynophagie und retrosternale brennende Schmerzen.

Durch Kontrastmittelfüllung des Ösophagus lassen sich die Schleimhautulzera darstellen; der direkte Erregernachweis erfolgt aus bioptischem bzw. Abstrich-Material.

Besteht lediglich eine Stomatitis, so kann diese oft mit oraler Nystatin-Suspension beherrscht werden. Bei schweren Fällen, vor allem bei Ösophagusbefall, werden Ketokonazol p. o. bzw. Amphotericin B i. v. eingesetzt. Wegen der hohen Rezidivquote der Erkrankung empfiehlt sich oft eine lebenslange Ketokonazol-Gabe.

2.2.4. Virale Erkrankungen

2.2.4.1. Herpes simplex: Dieses DNA-Virus führt bei AIDS-Patienten oft zu mukokutanen ulzerösen Läsionen, vor allem im Bereich der Mundschleimhaut, des Genitale und der Perianalregion [46]. Dieses klinische Erscheinungsbild wird auch als Herpes simplex vegetans bezeichnet. Die Diagnose wird aus Abstrichpräparaten oder Biopsien gestellt: Nachweis von Virusriesenzellen; elektronenoptische Darstellung des Virus im negativen Kontrastverfahren; immunfluoreszenzoptischer Virusnachweis; Viruskultur.

Acyclovir i. v. durch 7—14 Tage ist das Therapeutikum der Wahl [47]. Wegen der hohen Rezidivquote sollte eventuell eine Erhaltungstherapie mit oralem Acyclovir durchgeführt werden.

2.2.4.2. Herpes zoster: Bei AIDS-Patienten neigen Gürtelrosen häufig zur Generalisation. Acyclovir i. v. verhindert die weitere

Ausbreitung des Geschehens und beschleunigt die Abheilung. Wiederum empfiehlt sich eine orale Acyclovir-Erhaltungstherapie, da nach Absetzen der intravenösen Acyclovirgabe gelegentlich Rezidive beobachtet wurden.

2.2.4.3. Cytomegalie: Nahezu bei allen AIDS-Patienten läßt sich das Cytomegalievirus (CMV) entweder aus Harn, Rachenspülflüssigkeit oder Blut isolieren. Die Viruskultur erfolgt üblicherweise durch Beimpfung bestimmter Fibroblastenlinien, in denen sich die typischen zytotoxischen Effekte des CMV nachweisen lassen. Der Erregernachweis kann auch aus bioptischem Material (z. B. Lunge, Nebenniere) erfolgen, wobei sich histopathologisch typische intranukleäre und intrazytoplasmatische Einschlußkörperchen zeigen.

Klinisch bestehen Fieber, Leukopenie, thrombozytopenische Purpura, makulopapulöse Exantheme, interstitielle Pneumonie, Chorioretinitis, Encephalitis, gastrointestinale Ulcera und Nekrosen im Nebennierenmark. Cytomegalie ist eine der häufigsten Todesursachen von AIDS-Patienten, eine sicher wirksame Behandlung steht derzeit nicht zur Verfügung [48, 49].

2.2.4.4. Epstein-Barr-Virus: EBV läßt sich aus der Rachenspülflüssigkeit und aus peripheren Lymphozyten nahezu aller AIDS-Patienten isolieren und in Nabelschnurblutlymphozyten propagieren. Die pathogenetische Rolle dieses Virus bei AIDS ist noch nicht völlig geklärt. Möglicherweise verursacht es — auf Grund polyklonaler B-Zell-Aktivierung — die bei ARC-Patienten beobachtete generalisierte Lymphadenopathie bzw. ist an der Entstehung der bei AIDS-Patienten auftretenden Non-Hodgkin-Lymphome beteiligt [50]. Eine wirksame Therapie ist derzeit nicht bekannt.

2.2.4.5. Progressive multifokale Leukoencephalopathie: Diese progressiv demyelinisierende Erkrankung wurde bei mehreren AIDS-Patienten beobachtet und führt zu multiplen neurologischen Ausfällen und frühzeitiger Demenz [51]. Die Erkrankung wird durch Polyoma-Viren (JC-Virus, SV-40) verursacht. Bei der computertomographischen Untersuchung des Gehirns zeigen sich intraaxiale, hypodense fokale Läsionen, die Diagnose wird durch histopathologische, immunfluoreszenzoptische oder elektronenmikroskopische Untersuchung von Hirnbiopsien gestellt. Ein wirksames Therapeutikum ist derzeit nicht verfügbar.

Literatur

1. Centers for Disease Control: Kaposi's sarcoma and Pneumocystis pneumonia among homosexual men—New York City and California. Morbid. Mortal. Wk. Rep. *30*, 305–308 (1981).
2. Centers for Disease Control: Follow-up on Kaposi's sarcoma and Pneumocystis pneumonia. Morbid. Mortal. Wk. Rep. *30*, 409–410 (1981).
3. Masur, H., Michelis, M. A., Greene, J. B., Onorato, I., van de Stouwe, R. A., Holzman, R. S., Wormser, G., Brettman, L., Lange, M., Murray, H. W., Cunningham-Rundles, S.: An outbreak of community-acquired Pneumocystis carinii pneumonia: initial manifestation of cellular immune dysfunction. N. Engl. J. Med. *305*, 1431–1438 (1981).
4. Friedman-Kien, A. E., Laubenstein, L. J., Rubinstein, P., Buimovici-Klein, E., Marmor, M., Stahl, R., Spigland, I., Kim, K. S., Zolla-Pazner, S.: Disseminated Kaposi's sarcoma in homosexual men. Ann. Int. Med. *96*, 693–700 (1982).
5. Gottlieb, M. S., Schroff, R., Schanker, H. M., Weisman, J. D., Fan, P. T., Wolf, R. A., Saxon, A.: Pneumocystis carinii pneumonia and mucosal candidiasis in previously healthy homosexual men. Evidence of a new acquired cellular immunodeficiency. N. Engl. J. Med. *305*, 1425–1431 (1981).
6. Centers for Disease Control: Persistent generalized lymphadenopathy among homosexual males. Morbid. Mortal. Wk. Rep. *31*, 249–251 (1982).
7. Metroka, C. E., Cunningham-Rundles, S., Pollak, M. S., Sonnabend, J. A., Davis, J. M., Gordon, B., Fernandez, R. D., Mouradian, J.: Generalized lymphadenopathy in homosexual men. Ann. Int. Med. *99*, 585–591 (1983).
8. Barré-Sinoussi, F., Chermann, J. C., Rey, F., Nugeyre, M. T., Chamaret, S., Gruest, J., Danguet, C., Axler-Blin, C., Vezinet-Brun, F., Rouzioux, C., Rozenbaum, W., Montagnier, L.: Isolation of a T-lymphotropic retrovirus from a patient at risk for acquired immune deficiency syndrome (AIDS). Science *220*, 868–871 (1983).
9. Gallo, R. C., Salahuddin, S. Z., Popovic, M., Shearer, G. M., Kaplan, M., Haynes, B. F., Palker, T. J., Redfield, R., Oleske, J., Safari, B., White, G., Foster, P., Markham, P. D.: Frequent detection and isolation of cytopathic retroviruses (HTLV III) from patients with AIDS and at risk for AIDS. Science *224*, 500–502 (1984).

10. Wernicke, D., van der Helm, K., Abb, J., Eberle, J., Zoulek, G., Pleyl, G., Deinhart, F., Rietmüller, G., Ziegler-Heitbrock, H. W. L., Rieber, E. P., Braun-Falco, O., Ring, J., Brunner, R., Piechowiak, H.: Antikörper gegen menschliches T-Zell-Leukämie-Virus Typ III bei erworbenem Immundefekt-Syndrom und persistierender Lymphadenopathie. Deutsch. Med. Wschr. *45*, 1709–1711 (1984).
11. Wolff, S. M., Fauci, A. S., Dale, D. C.: Unusual etiologies of fever and their evaluation. Ann. Rev. Med. *26*, 277–282 (1985).
12. Quinn, T. C., Stamm, W. E., Goodell, S. E., Mkrtichian, E., Benedetti, J., Corey, L., Schuffler, D., Holmes, K. K.: The polymicrobial origin of intestinal infections in homosexual men. N. Engl. J. Med. *309*, 576–582 (1983).
13. Abrams, D. I., Lewis, B. J., Volberding, P. A.: Lymphadenopathy: endpoint or prodrome? Update of a 24 months prospective study. Ann. N. Y. Acad. Sci. *437*, 207–215 (1984).
14. Brynes, R. K., Chan, W. C., Spira, T. J., Ewing, E. P., Chandler, F. W.: Value of lymph node biopsy in unexplained lymphadenopathy in homosexual men. JAMA *250*, 1313–1317 (1983).
15. Centers for Disease Control Task Force on Kaposi's Sarcoma and Opportunistic Infection: Epidemiologic aspects of the current outbreak of Kaposi's sarcoma and opportunistic infections. N. Engl. J. Med. *306*, 248–252 (1982).
16. Kaposi, M.: Idiopathisches multiples Pigmentsarkom der Haut. Arch. Dermatol. Syph. *4*, 265–273 (1872).
17. Kramer, R. H., Fuh, G.-M., Hwang, C. B. C., Conant, M. A., Greenspan, J. S.: Basement membrane and connective tissue proteins in early lesions of Kaposi's sarcoma associated with AIDS. J. Invest. Dermatol. *84*, 516–520 (1985).
18. Reynolds, W. A., Winkelmann, R. K., Soule, E. H.: Kaposi's sarcoma: a clinicopathologic study with particular reference to its relationship to the reticuloendothelial system. Medicine *44*, 419–443 (1965).
19. Safai, B., Good, R. A.: Kaposi's sarcoma: a review and recent developments. Clin. Bull. *10*, 62–69 (1980).
20. Ackerman, L. V., Murray, J. F. (Hrsg.): Symposium on Kaposi's sarcoma. New York: Karger. 1962.
21. Myers, B. D., Kessler, E., Levi, J., Pick, A., Rosenfeld, J., Tikvah, P.: Kaposi's sarcoma in kidney transplant recipients. Arch. Int. Med. *133*, 307–311 (1974).
22. Stribling, J., Weitzner, S., Smith, G. B.: Kaposi's sarcoma in renal allograft patients. Cancer *42*, 442–446 (1978).
23. Urmacher, C., Myskowski, P., Ochoa, M., Kris, M., Safai, B.: Outbreak of Kaposi's sarcoma in young homosexual men. Amer. J. Med. *72*, 569–575 (1982).

24. Lewis, B., Abrams, D., Ziegler, J. L., Conant, M., Gee, G., Silverberg, I., Volberding, P.: Single agent or combination chemotherapy of Kaposi's sarcoma in acquired immune deficiency syndrome. Proc. Amer. Soc. Clin. Oncol. *2*, 59 (1983).
25. Laubenstein, L. J., Krigel, R. L., Hymes, K. B., Muggia, F. M.: Treatment of epidemic Kaposi's sarcoma with VP-16-213 (etoposide) and a combination of doxorubicin, bleomycin, and vinblastine. Proc. Amer. Soc. Clin. Oncol. *2*, 228 (1983).
26. Volberding, P., Valero, R., Rothman, J., Gee, G.: Alpha Interferon therapy of Kaposi's sarcoma in AIDS. Ann. N. Y. Acad. Sci. *437*, 439–446 (1984).
27. Groopman, J. E., Gottlieb, M. S., Goodman, J., Mitsuyasu, R. T., Conant, M. A., Prince, H., Fahey, J. L., Drezin, M., Weinstein, W. M., Casavante, C., Rothman, J., Rudnick, S. A., Volberding, P.: Recombinant alpha-2 interferon therapy for Kaposi's sarcoma associated with the acquired immunodeficiency syndrome. Ann. Int. Med. *100*, 671–676 (1984).
28. Snider, W. D., Simpson, D. M., Aronyk, E., Nielson, S. L.: Primary lymphoma of the nervous system associated with acquired immune-deficiency syndrome. N. Engl. J. Med. *308*, 45 (1983).
29. Centers for Disease Control: Diffuse undifferentiated Non-Hodgkins lymphoma among homosexual males—United States. Morbid. Mortal. Wk. Rep. *31*, 277–279 (1982).
30. Ziegler, J., Drew, W. L., Miner, R.: Outbreak of Burkitt's-like lymphoma in homosexual men. Lancet *ii*, 631–633 (1982).
31. Cooper, H. S., Patchefsky, A. J., Marks, G.: Cloacogenic carcinoma of the anorectum in homosexual men: an observation of four cases. Dis. Colon Rectum *22*, 557–558 (1979).
32. Goodell, B., Jacobs, J. B., Powell, R. D., DeVita, V. T.: Pneumocystis carinii: the spectrum of diffuse interstitial pneumonia in patients with neoplastic diseases. Ann. Int. Med. *72*, 337–340 (1970).
33. Kovacs, J., Hiemenz, J., Macher, A. M., Stover, D., Murray, H., Shelhamer, J., Lane, H. C., Urmacher, C., Honig, C., Longo, D., Parker, M., Natanson, C., Parrillo, J., Fauci, A. S., Pizzo, P., Masur, H.: Pneumocystis carinii pneumonia: a comparison of clinical features in patients with the acquired immune deficiency syndrome and patients with other immune disorders. Ann. Int. Med. *100*, 633–671 (1984).
34. Mahan, C. T., Sale, G. E.: Rapid methenamine silver stain for pneumocystis and fungi. Arch. Pathol. Lab. Med. *102*, 351–352 (1978).
35. Macher, A. M., Shelhammer, J., MacLowry, J., Parker, M., Masur, H.: Pneumocystis carinii identified by gram stain of lung imprints. Ann. Int. Med. *99*, 484–485 (1983).

36. Winston, D. J., Lau, W. K., Gale, R. P., Young, L. S.: Trimethoprim-sulfamethoxazole for the treatment of pneumocystis carinii pneumonia. Ann. Int. Med. *92*, 762–769 (1980).
37. Jaffee, H. S., Abrams, D. L., Ammann, A. J., Lewis, B. J., Golden, J. A.: Complications of co-trimoxazole in treatment of AIDS-associated pneumocystis carinii pneumonia in homosexual men. Lancet *ii*, 1109–1111 (1983).
38. Vieira, J., Frank, E., Spira, T. J., Landesman, H. S.: Acquired immune deficiency in Haitians. Opportunistic infections in previously healthy Haitian immigrants. N. Engl. J. Med. *308*, 125–129 (1983).
39. Horowitz, S. L., Bentson, J. R., Benson, D. F., Davos, I., Pressman, B., Gottlieb, M. S.: CNS toxoplasmosis in acquired immunodeficiency syndrome. Arch. Neurol. *40*, 649–652 (1983).
40. Post, M. J. D., Chan, J. C., Hensley, G. T., Hoffman, T. A., Moskowitz, L. B., Lippman, S.: Toxoplasma encephalitis in Haitian adults with acquired immunodeficiency syndrome: a clinical-pathologic-CT correlation. AJR *140*, 861–868 (1983).
41. Baker, R. W., Peppercorn, M. A.: Gastrointestinal ailments of homosexual men. Medicine *61*, 390–405 (1982).
42. Centers for Disease Control: Cryptosporidiosis: assessment of chemotherapy of males with acquired immunodeficiency syndrome (AIDS). Morbid. Mortal. Wk. Rep. *31*, 589–592 (1982).
43. Current, W. L., Reese, N. C., Ernst, J. V., Bailey, W. S., Heyman, M. B., Weinstein, W. M.: Human cryptosporidiosis in immunocompetent and immunodeficient persons. Studies on outbreak and experimental transmission. N. Engl. J. Med. *308*, 1252–1257 (1983).
44. Greene, J. B., Sidhu, G. S., Lewis, S., Levine, J. F., Masur, H., Simberkoff, M. S., Nicholas, P., Good, R. C., Zolla-Pazner, S. B., Pollock, A. A., Tapper, M. L., Holzman, S.: Mycobacterium avium-intracellulare: a cause of disseminated life-threatening infection in homosexuals and drug abusers. Ann. Int. Med. *97*, 539–546 (1982).
45. Macher, A. M., Kovacs, J. A., Gill, V., Roberts, G., MacLowry, J., Park, C. H., Lane, H. C., Parrillo, J. E., Fauci, A. S., Masur, H.: Bacteremia due to mycobacterium avium-intracellulare in the acquired immune deficiency syndrome. Ann. Int. Med. *99*, 782–785 (1983).
46. Siegal, F. P., Lopez, C., Hammer, G. S., Brown, A. E., Kornfeld, S. J., Gold, G., Hassett, J., Hirschman, S. Z., Cunningham-Rundles, C., Adelsberg, B. R., Parhan, D. M., Siegal, M., Cunningham-Rundles, S., Armstrong, D.: Severe acquired immunodeficiency in male homosexuals, manifested by chronic perianal ulcerative herpes simplex lesions. N. Engl. J. Med. *305*, 1439–1444 (1981).
47. Straus, S. E., Smith, H. A., Brickman, C., de Miranda, P., McLaren, C., Keeney, R. E.: Acyclovir for chronic mucocutaneous herpes simplex

virus infection in immunosuppressed patients. Ann. Int. Med. *96*, 270–277 (1982).

48. Bachmann, D. M., Rodrigues, M. M., Chu, F. G., Straus, S. E., Cogan, D. G., Macher, A. M.: Culture proven cytomegalovirus retinitis in a homosexual man with the acquired immunodeficiency syndrome. Ophtalmology *89*, 797–804 (1982).
49. Macher, A. M., Reichert, C. M., Straus, S., Longo, D. L., Parillo, J., Lane, H. C., Fauci, A. S., Rook, A. H., Manischewitz, J., Quinnon, G. V.: Death in the AIDS patient: Role of cytomegalovirus. N. Engl. J. Med. *309*, 1454–1455 (1983).
50. Ziegler, J. L., Miner, R. C., Rosenbaum, E., Lenette, E. T., Shillitoe, E., Casavante, C., Drew, W. L., Mintz, L., Gershow, J., Greenspan, J., Beckstead, J., Yamamoto, K.: Outbreak of Burkitt's-like lymphoma in homosexual men. Lancet *ii*, 631–633 (1982).
51. Miller, J. R., Barrett, R. E., Britton, C. B., Tapper, M. L., Bahr, G. S., Bruno, P. J., Marquardt, M. D., Hays, A. P., McMurtry III, J. G., Weissman, J. B., Bruno, M. S.: Progressive multifocal leucoencephalopathy in a male homosexual with T-cell immune deficiency. N. Engl. J. Med. *307*, 1436–1438 (1982).

Anschrift der Verfasser: Prof. Dr. G. Stingl, Dr. E. Tschachler und Prof. Dr. K. Wolff, I. Universitäts-Hautklinik, Alser Straße 4, A-1090 Wien.

AIDS: Immunologische Aspekte

Th. Schwarz
Dermatologische Abteilung (Vorstand: Prim. Doz. Dr. F. Gschnait)
des Krankenhauses der Stadt Wien-Lainz

Das Acquired Immune Deficiency Syndrome (AIDS) ist eine Infektionskrankheit, die massive, heute noch meist tödliche Störungen am Immunsystem selbst und dessen Regulationsmechanismen hervorruft [1—4]. Das gesunde Immunsystem ist ein genau organisiertes Wechselspiel zwischen stimulierenden und hemmenden Einflüssen, wobei die Balance durch zahlreiche Feedback-Mechanismen aufrecht erhalten wird [5]. So perfekt ungestörte Rückkopplungsmechanismen funktionieren, so anfällig sind sie gegen eine Störung von außen, die auch nur eines der wichtigen „Zentralstellen" trifft.

Der Vorläufer aller immunkompetenten Zellen, die in der Immunabwehr involviert sind, ist eine *Stammzelle im Knochenmark*. Diese vermag entweder im Knochenmark zu verbleiben, oder zum Thymus zu wandern, um dort in Richtung *T-Zellen* zu differenzieren. Reife T-Zellen, sogenannte Effektorzellen, sie tragen den immunologischen Oberflächenmarker OKT 11 (CD 2), sind für die direkte Zytotoxizität und für die Produktion verschiedener Lymphokine verantwortlich, z. B. für die Sekretion des Interleukin 2 [6, 7].

Jene Stammzellen, die im Knochenmark verbleiben, differenzieren über prä-B-Lymphozyten zu *B-Lymphozyten* und zu Plasmazellen, die Immunglobuline zu sezernieren vermögen und somit die Effektorzellen der humoralen Immunität darstellen.

Makrophagen spielen in der Differenzierung von T- und B-Lymphozyten eine entscheidende Rolle, weil die Differenzierung beider Zellpopulationen antigenabhängig sind und die Antigenpräsentation an prä-B- und prä-T-Lymphozyten durch Makrophagen erfolgt [8]. Makrophagen produzieren darüber hinaus auch Interleukin 1, ein Lymphokin, das die Aktivität einer T-Zellen-Subpopulation, der T-Helfer-Zellen (T_H-Zellen) induziert [9].

Die T_H-Zelle ist gekennzeichnet durch das Oberflächenantigen T_4 (Leu 3a, CD 4) und produziert selbst Lymphokine, Interleukin 2 und Interferon [10, 11]. Interleukin 2 (auch T-cell growth factor, TCGF, genannt) induziert die Aktivität der T-Effektorzellen, der natural killer (NK) Zellen und (dies zusammen mit anderen Faktoren) auch der B-Lymphocyten [38]. Die T_H-Zelle beeinflußt somit T-Lymphocyten, B-Lymphozyten und NK-Zellen [6, 7] und nimmt daher im Regulationsmechanismus des gesamten Immunsystems die zentrale Stellung — eine Art Dirigentenposition — ein [12]. Wollte man das immunologische Abwehrsystem des Menschen an einer möglichst empfindlichen Stelle möglichst effizient stören, ja zerstören, so wäre die T_H-Zelle ein geeigneter Angriffspunkt — und gerade diesen attackiert das HTLV III/LAV-Virus, der Erreger des AIDS [13—15].

Die wesentlichste und zentrale immunologische Veränderung bei AIDS liegt in einer selektiven Zerstörung der Zellen, die den T_4-Oberflächenmarker tragen (etwas grob gesagt der T_H-Zellen). Die T_H-Zelle wird ihrerseits wieder von einer weiteren Lymphocytensubpopulation, der T-Suppressorzelle (T_S-Zelle) beeinflußt [16]. Diese trägt den Oberflächenmarker T_8 (Leu 2a, CD 8). T_S-Zellen inhibieren nicht nur die Aktivität der T_H-Zellen, sondern auch der Makrophagen und B-Lymphocyten [17].

Das HTLV III/LAV-Virus führt über die Zerstörung von T_H-Zellen zu einer quantitativen Verschiebung des normalerweise aequilibrierten Verhältnisses von $T_H : T_S$-Zellen (die T_H/T_S-Ratio). Das AIDS führt somit zu einer Verminderung der T_H/T_S-Ratio [18, 19]. Dieses Symptom ist aber sicher nicht pathognomonisch bzw. diagnostisch für AIDS und kann die Diagnose des Krankheitsbildes — wie auch andere Laborparameter — lediglich unterstützen [24,

24a]. Der selektive Verlust der T_H-Zellen bei fortgeschrittenem AIDS verursacht eine Lymphopenie [19]. Beim gesunden Menschen stellen die T_H-Zellen ca. 60%, die T_S-Zellen ca. 30% der T-Lymphozyten im peripheren Blut dar. Die T_H/T_S-Ratio liegt daher beim Gesunden bei ca. 2,0 [2], bei an AIDS Erkrankten im allgemeinen unter 1,0 [18, 19]. Bemerkenswert ist jedoch, daß auch ein erheblicher Prozentsatz nicht erkrankter Homosexueller eine verminderte T_H/T_S-Ratio aufweist [18—23]. Es ist jedoch wesentlich darauf hinzuweisen, daß die T_H/T_S-Minderung bei gesunden Homosexuellen weniger auf einen Abfall der T_H als viel mehr auf einen Anstieg der T_S-Zellen zurückzuführen ist [20, 25]. Für diese Veränderung sind am wahrscheinlichsten durchgemachte Virusinfektionen, z. B. Epstein-Barr, Zytomegalie, verantwortlich [26, 27]. Die bei Homosexuellen meist oftmalige Exposition gegenüber diesen Viren führt offensichtlich zu einer bleibenden Erhöhung der T_S, dies ist um so eher anzunehmen, als Infektionen mit diesen Erregern beim Gesunden ebenfalls einen (zwar nur kurzfristigen) Anstieg der T_S-Zellen zur Folge haben [27], da ja auch zytotoxische T-Zellen den gleichen Oberflächenmarker tragen.

AIDS-Patienten, die am Kaposi-Sarkom und nicht an opportunistischen Infektionen leiden, haben im allgemeinen etwas (relativ) höhere T_H/T_S-Quotienten als AIDS-Patienten, bei denen sich die Erkrankung primär mit opportunistischen Infektionen manifestiert [19, 27].

Da die durch das HTLV III/LAV-Virus involvierte T_H-Zelle die zentrale Stellung im Immunsystem einnimmt, wird es leicht verständlich, daß die Verminderung der T_H/T_S-Ratio nur eines der immunologisch faßbaren Symptome darstellt.

Neben den quantitativen Veränderungen der T-Lymphozyten werden bei AIDS auch qualitative, d. h. funktionelle Störungen beobachtet [18, 19]. Lane et al. [18] z. B. fanden, daß T_H-Zellen von AIDS-Patienten in vitro nicht in der Lage sind, die Immunglobulin (Ig)-Produktion von B-Zellen in Gegenwart von Pockeweed Mitogen (PWM), einem T-zellabhängigen B-Zellmitogen, zu stimulieren. T_S-Zellen derselben Patienten wiesen hingegen normale Suppressorfunktionen in vitro auf.

In vitro sind nahezu alle Parameter, die Auskunft über die Funktion der Lymphozyten geben, herabgesetzt: Dies gilt für die Mitogen induzierte Blastentransformation sowohl gegenüber T-Zellmitogenen (Phytohämagglutinin, PHA), B- und T-Zellmitogenen (PWM) und auch gegenüber B-Zellmitogenen (Staphylococcus aureus Cowan 1, SAC) [19]. Weiters ist die antigeninduzierte Blastentransformation in Gegenwart von Recallantigenen, z. B. Tetanus Toxoid, vermindert [25]. Diese funktionellen Veränderungen in vitro werden durch klinische Beobachtungen bestätigt. Weniger als zehn Prozent der AIDS-Patienten sind in der Lage, mit einer positiven Antwort auf i. c. Testung mit Recallantigenen zu reagieren [19].

Eine der ersten Beobachtungen bei AIDS-Patienten war das Auftreten einer massiven Hypergammaglobulinämie [3, 18, 28—30]. Dies führte anfangs zu der Ansicht, daß das B-Zellsystem, also die humorale Komponente des Immunsystems, bei AIDS intakt sei und durch verstärkte Sekretion von Immunglobulinen die Fehlfunktion des zellulären Systems auszugleichen versuche. AIDS-Patienten weisen tatsächlich vermehrt B-Lymphozyten auf, die spontan Ig produzieren [31]. Am häufigsten sind Ig vom Typ IgG erhöht, IgA Erhöhungen finden sich vor allem bei Patienten mit opportunistischen Infektionen, IgM bei Kindern [30, 33].

Entsprechende Veränderungen zeigen sich auch in den Lymphknoten: Bei mäßig ausgeprägten Formen von AIDS beobachtet man große irregulär geformte Keimzentren und eine dünne Mantelzone; die Keimzentren können so hyperplastisch sein, daß sie konfluieren. Im fortgeschrittenen Stadium sind die Keimzentren nur spärlich zu finden, die wenigen erscheinen atroph, „ausgebrannt“. In den parakortikalen Arealen zeigen sich nur wenig Lymphozyten, dafür reichlich Plasmazellen [32, 33]. Modlin et al. [34] konnten durch immunhistochemische Typisierung zeigen, daß ähnlich wie im peripheren Blut die T_S-Zellen überwiegen.

Diese polyklonal aktivierten B-Zellen können jedoch in vitro nicht durch PWM stimuliert werden [31]. Die herabgesetzte Reaktivität auf PWM, einem T-zellabhängigen B-Zellmitogen, könnte zwar dadurch erklärt werden, daß bei AIDS eben die T-

Zellkomponente funktionell gestört ist, B-Zellen von AIDS-Patienten reagieren aber auch nicht mit T-zellunabhängigen Mitogenen, z. B. SAC [25]. Diese in vitro Ergebnisse werden wieder durch klinische Erfahrungen bestätigt: AIDS-Patienten sind nicht in der Lage, eine IgM-Antwort auf bisher unbekannte Antigene zu produzieren [3]. Es entsteht somit die paradoxe Situation, daß AIDS-Patienten erhöhte Ig-Spiegel aufweisen, aber auf de novo Antigene nicht reagieren können.

Die Ursache dieser spontanen Ig-Überproduktion ist bisher nicht geklärt. Man kann jedoch annehmen, daß sie durch eine direkte Stimulation der B-Zellen durch das HTLV III/LAV-Virus erfolgt [24].

Eine weitere wichtige Veränderung ist das Versagen der zytotoxischen Zellfunktionen. Bei AIDS-Patienten konnte sowohl ein Defekt der NK als auch der T-Zellen-mediierten Zytotoxizität gegenüber virusinfizierten Zellen nachgewiesen werden [28, 35]. Obwohl die NK [11, 36] als auch die zytotoxischen Zellen ihre Zielzelle (Tumorzelle für NK, virusinfizierte Zelle für zytotoxische Zellen) ohne direkten Einfluß der T_H-Zelle angreifen, ist dieser Defekt wahrscheinlich auf die verminderte T_H-Zellzahl zurückzuführen.

Dies entspricht auch der Beobachtung, daß bei AIDS verminderte Spiegel von Interleukin 2 (IL 2) gefunden werden [37]. Welte et al. [37] und Rook et al. [39] konnten auch zeigen, daß durch Zusatz von IL 2 die durch HTLV III/LAV veränderte Funktion der NK und der zytotoxischen Zellen in vitro wiederhergestellt werden kann. Somit erscheint es wahrscheinlich, daß der Defekt der NK und der virusspezifischen Zytotoxizität eine Folge der Verminderung der T_H-Zellen und der erniedrigten IL 2-Produktion ist.

Monozyten spielen eine wichtige Rolle in der unspezifischen und immunologischen Abwehr von Parasiten wie Pneumozystis carinii, Toxoplasma gondii und atypischen Mycobakterien, Erreger, die im Rahmen des AIDS sehr häufig Anlaß zu opportunistischen Infektionen geben [40—43].

Monozyten produzieren IL 1, ein Lymphokin, das stimulierend auf die T_H-Zelle wirkt [9]. Obwohl die Sekretion von IL 1 durch

Monozyten von HTLV III/LAV-Infizierten erhöht ist, kann die IL 1-Produktion beim AIDS-Patienten durch übliche Stimuli nicht gesteigert werden [25, 44]. Es scheint somit bei AIDS-Monozyten eine ähnliche Situation wie bei B-Lymphocyten zu bestehen, als aktivierte Monozyten nicht in der Lage sind, auf neue Stimuli zu reagieren und somit funktionell inaktiv sind. Murray et al. [44] zeigten, daß durch Zugabe von gamma-Interferon die Monozytenfunktion wiederhergestellt werden kann. Als Maß für die Aktivität verwendeten die Autoren die intrazelluläre Abtötung von Toxoplasma gondii. Gamma-Interferon wird von den T_H-Zellen synthetisiert und somit kann die Fehlfunktion der Monozyten auf erniedrigte gamma-Interferon-Spiegel zurückgeführt werden und dieser Mangel wiederum auf die verminderte T_H-Zellzahl.

Alpha 1-Thymosin ist ein Hormon, das vom Thymus synthetisiert wird und ein potenter Stimulator für T_H-Zellen ist [45]. Wara et al. [46] fanden erniedrigte Thymosinspiegel bei Kindern mit Di-George-Syndrom und anderen angeborenen Immundefiziten, die durch eine Verminderung der T_H-Zellen und Lymphopenie gekennzeichnet sind. Wegen der Ähnlichkeit der immunologischen Veränderungen bei diesen angeborenen Erkrankungen und AIDS war anzunehmen, daß bei AIDS-Patienten ebenfalls erniedrigte Thymosinspiegel zu finden wären. Hersh et al. [47] und Naylor et al. [48] entdeckten hingegen erhöhte alpha 1-Thymosinwerte im Blut von AIDS Erkrankten. In den bisher durchgeführten Studien konnte eine Korrelation zwischen der Erhöhung der Thymosinspiegel und Herabsetzung der T_H-Zellzahl nicht gefunden werden.

AIDS ist bisher die einzige Immundefizienz-Erkrankung, bei der, scheinbar paradox, erhöhte Spiegel an alpha 1-Thymosin vorliegen. Es existieren mehrere Hypothesen, die dieses ungewöhnliche Verhalten des Immunsystems erklären könnten, wie z. B.:

1. Alpha 1-Thymosin könnte ektopisch (außerhalb des Thymus) als Folge der Virusinfektion ungehemmt produziert werden.
2. Gesteigerte Produktion von Thymosin releasing factor [48].

Obwohl die Bedeutung erhöhten alpha 1-Thymosins bei AIDS derzeit nicht verstanden wird, könnten erhöhte Thymosinspiegel als

Frühsignal für eine Infektion mit HTLV III/LAV Verwendung finden.

Neopterin, ein Produkt aus Guanosintriphosphat, wird in hohen Spiegeln im Urin bei verschiedenen Erkrankungen, z. B. Malignomen und Viruserkrankungen ausgeschieden [49, 50]. Neopterin wird vermutlich von Monozyten und Makrophagen produziert. Wachter et al. [51] fanden bei AIDS-Patienten eine stark gesteigerte Neopterinausscheidung, die Exkretionsraten bei Patienten mit Lymphadenopathie-Syndrom erwiesen sich als etwas geringer. Die Werte beider Gruppen waren jedoch im Vergleich zum normalen Kontrollkollektiv signifikant erhöht. Vermehrte Neopterinausscheidung wurde auch bei viralen Infekten beschrieben, wobei die Ursache eine virusinduzierte erhöhte Aktivität der Makrophagen zu sein scheint. Erhöhte Neopterinspiegel sind sicher nicht spezifisch diagnostisch für AIDS, könnten aber als Screeningparameter nützlich sein [52] und ähnlich wie bei Karzinompatienten Aussagen über die Aktivität und Prognose der Erkrankung zulassen.

De Stefano et al. [53] konnten in einer Studie an Homosexuellen zeigen, daß 63% der an AIDS Erkrankten und 29% der Untersuchten mit generalisierten Lymphknotenschwellungen erhöhte alpha-Interferon-Spiegel im Serum aufwiesen. Bei gesunden Homosexuellen hingegen konnte lediglich in 8% dieser Faktor gefunden werden, gesunde Heterosexuelle waren komplett negativ. Diese Ergebnisse konnten von anderen Autoren bestätigt werden [54, 55]. Bei diesem alpha-Interferon handelt es sich allerdings um eine säurelabile Variante, die üblicherweise nur bei Autoimmunerkrankungen, z. B. Lupus erythematodes, gefunden wird [56]. Obwohl die Funktion dieser säurelabilen Form nicht bekannt ist, kann man annehmen, daß die Produktion dieser Komponenten direkt durch das HTLV III-Virus induziert wird.

Da säurelabiles alpha-Interferon bei gesunden Menschen im Serum nicht vorkommt, kann dies als diagnostischer, allerdings nicht spezifischer Parameter für AIDS Verwendung finden. Eyster et al. [54] konnten bei Hämophilen, die prospektiv untersucht wurden, erhöhte alpha-Interferon-Spiegel bereits vor dem Auftreten erster klinischer Symptome finden. Dies zeigt die potentielle

Bedeutung von säurelabilem alpha-Interferon als frühdiagnostischer Parameter für AIDS [54].

Beta-2-Mikroglobulin ist im Serum von AIDS Patienten signifikant erhöht, ein Befund, der eine interessante Parallele zur erhöhten Immunglobulinproduktion darstellt [24a].

Ein vorrangiges Ziel der Erforschung der Pathogenese von AIDS war, durch das Verständnis der Pathomechanismen den Angriffspunkt eines Therapeutikums zu finden. Es ist zwar nicht möglich, die betroffenen Immunzellen bei AIDS-Patienten zu „ersetzen", wohl aber deren Sekretionsprodukte (z. B. IL 2, gamma-Interferon), die ebenfalls erniedrigt sind. Da in in vitro Versuchen durch Zusatz dieser Modulatoren einzelne immunologische Zellfunktionen wieder hergestellt werden können [37, 44], erschien die Möglichkeit realistisch, durch die klinische Applikation verschiedener Lymphokine die Immunsuppression zumindest teilweise zu durchbrechen und mit dieser „Immunstimulation" die klinischen Symptome zu bessern. Diese Hypothese wird durch die Beobachtung unterstützt, daß sich Kaposi-Sarkome, die während einer Immunsuppression nach Organtransplantation auftreten, manchmal spontan rückbilden, wenn die Immunsuppression unterbrochen wird [57].

Abgesehen von den Bemühungen in bezug auf wirksame therapeutische Maßnahmen bleibt natürlich die Entwicklung eines Impfstoffes das vorrangige Ziel der Forschung zur Bekämpfung dieser bisher meist tödlichen Infektionskrankheit.

Danksagung

Herrn Prof. Dr. G. Wick, Vorstand des Institutes für Allgemeine und Experimentelle Pathologie, Universität Innsbruck, sei für die fachliche Hilfestellung bei der Abfassung des Manuskriptes herzlich gedankt.

Literatur

1. Fauci, A. S.: The syndrome of Kaposi's sarcoma and opportunistic infections. An epidemiologically restricted disorder of immunoregulation. Ann. Intern. Med. *96*, 777–779 (1982).

2. Fauci, A. S., Macher, A. M., Longo, D. L., Lane, H. C., Rook, A. H., Masur, H., Gelmann, E. P.: Acquired immunodeficiency syndrome: Epidemiologic, clinical, immunologic and therapeutic considerations. Ann. Intern. Med. *100*, 92–106 (1983).
3. Gottlieb, M. S., Schroff, R., Schanker, H. M., Weissmann, J. D., Fan, P. T., Wolf, R. A.: Pneumocystic carinii pneumonia and mucosal candidiasis in previously healthy homosexual men: evidence of a new acquired cellular immunodeficiency. N. Engl. J. Med. *305*, 1425–1431 (1981).
4. Gottlieb, M. S., Groopman, J. E., Weinstein, E. M., Fahey, J. L., Detels, R.: The acquired immunodeficiency syndrome. Ann. Intern. Med. *100*, 92–106 (1983).
5. Kay, N. E., Ackerman, S. K., Douglas, S. D.: Anatomy of the immune system. Serum Hematol. *16*, 252–282 (1979).
6. Luger, T. A., Smolen, J. S., Chused, T. M., Steinberg, A. D., Oppenheim, J. J.: Human lymphocytes with either the OKT 4 or OKT 8 phenotype produce interleukin 2 in culture. J. Clin. Invest. *70*, 470–473 (1982).
7. Smith, K. A., Lackman, L. B., Oppenheim, J. J., Favata, M. F.: The functional relationship of the interleukins. J. Exp. Med. *151*, 1551–1556 (1980).
8. Davies, P., Allison, A. C.: Secretion of macrophages enzymes in relation to the pathogenesis of chronic inflammation. In: Immunobiology of the Macrophage (Nelson, D. S., Hrsg.). New York: Academic Press. 1976.
9. Oppenheim, J. J., Stadler, B. M., Siraganian, R. P., Mage, M., Mathieson, B.: Lymphokines: their role in lymphocyte responses. Properties of interleukin 1. Fed. Proc. *41*, 257–262 (1982).
10. Kashara, T., Hooks, J. J., Dougherty, S. F., Oppenheim, J. J.: Interleukin 2 mediated immune interferon (IFN-) production by human T-cells and T-cell subsets. J. Immunol. *130*, 1784–1789 (1983).
11. Roder, J. C., Pross, H. F.: The biology of the human natural killer cell. J. Clin. Immunol. *2*, 249–263 (1982).
12. Levine, A. S.: Viruses, Immune Dysregulation and Oncogenesis. Inferences Regarding the Cause and Evolution of AIDS. In: AIDS. The Epidemic of Kaposi's Sarcoma and Opportunistic Infections (Friedman-Kien, A. E., Laubenstein, L. J., Hrsg.), S. 8–21. New York: Masson. 1984.
13. Popovic, M., Sarngadharan, M. G., Read, E., Gallo, R. C.: Detection, isolation and continuous production of cytopathic retroviruses (HTLV III) from patients with AIDS and pre-AIDS. Science *224*, 497–500 (1984).

14. Gallo, R. C., Salahuddin, S. Z., Popovic, M., Shearer, G. M., Kaplan, M., Haynes, B. F., Palker, T. J., Redfield, R., Oleske, J., Safai, B., White, G., Forster, P., Markham, P. D.: Frequent detection and isolation of cytopathic retroviruses (HTLV III) from patients with AIDS and at risk for AIDS. Science *224*, 500–502 (1984).
15. Barre-Sinoussi, F., Chermann, J. C., Rey, F., Nugeyre, M. T., Chamaret, S., Griest, J., Dauguet, C., Axler-Blin, C., Vezinet-Brun, F., Rouzioux, C., Rozenbaum, W., Monatgnier, L.: Isolation of a T-lymphotropic retrovirus from a patient at risk for acquired immune deficiency syndrom (AIDS). Science *220*, 868–871 (1983).
16. Reinherz, E. L., Kung, P. C., Goldstein, G., Schlossmann, S. F.: Separation of functional subsets of human T-cells by a monoclonal antibody. Proc. Natl. Acad. Sci. U.S.A. *76*, 4061–4065 (1979).
17. Waldmann, T. A., Broder, S.: Suppressor cells in the regulation of the immune response. Prog. Clin. Immunol. *3*, 155–199 (1977).
18. Stahl, R. E., Friedman-Kien, A., Dubin, R., Marmor, M., Zolla-Pazner, S.: Immunologic abnormalities in homosexual men. Relationship to Kaposi's sarcoma. Amer. J. Med. *73*, 171–178 (1982).
19. Lane, H. C., Fauci, A. S.: Immunologic Abnormalities in the Acquired Immune Deficiency Syndrome. In: AIDS. The Epidemic of Kaposi's Sarcoma and Opportunistic Infections (Friedman-Kien, A. E., Laubenstein, L. J., Hrsg.), S. 145–152. New York: Masson. 1984.
20. Heitmann, M., Bauer, R., Binzle, U., Voßmann, D., Orfanos, C. E.: Lymphadenopathie und erniedrigte T-Helfer-/Suppressorzell (T_H/T_S)-Relation bei homosexuellen Männern in der Bundesrepublik Deutschland. Hautarzt *36* , 90–95 (1985).
21. Kornfeld, H., Vande Stouwe, R. A., Lange, M., Reddy, M. M., Grieco, M. H.: T-lymphocyte subpopulations in homosexual men. N. Engl. J. Med. *307*, 729–731 (1982).
22. Wallace, J. I., Coral, F. S., Rimm, I. J., Lane, H., Levine, H., Reinherz, E. L., Schlossmann, S. F., Sonnabend, J.: T-cell ratios in homosexuals. Lancet *i*, 908 (1982).
23. Reuben, J. M., Hersh, E. M., Mansell, P. W., Newell, G., Rios, A., Rossen, R., Goldstein, A. L., McClure, J. E.: Immunological characterization of homosexual males. Cancer Res. *42*, 897–904 (1983).
24. Seligmann, M., Chess, L., Fahey, J. L., Fauci, A. S., Lachmann, P. J., L'Age-Stehr, J., Ngu, J., Pinching, A. J., Rosen, F. S., Spira, T. J., Wybran, J.: AIDS—An immunologic reevaluation. N. Engl. J. Med. *311*, 1286–1292 (1984).
24a. Joller-Jemelka, H. I., Vogt, M., Joller, P. W.: Immunologische Laboruntersuchungen bei Patienten mit erworbenem Immunmangelsyndrom (AIDS) und bei AIDS-Verdacht. Schweiz. med. Wschr. *115*, 125–132 (1985).

25. Fauci, A. S.: Immunologic abnormalities in the Acquired Immunodeficiency Syndrome (AIDS). Clin. Res. *32*, 491–499 (1984).
26. Tosato, G., Magrath, I., Koski, I., Dooley, N., Blaese, M.: Activation of suppressor T-cells during Epstein-Barr-virus-induced infections mononucleosis. N. Engl. J. Med. *301*, 1133–1137 (1979).
27. Carney, W. P., Rubin, J. M., Hoffmann, R. A., Hansen, P. W., Healey, K., Hirsch, M. S.: Analysis of T-lymphozyte subsets in zytomegalovirus mononucleosis. J. Immunol. *126*, 2114–2116 (1981).
28. Siegal, F. P., Lopez, C., Hammer, G. S., Brown, A. E., Kornfeld, S. J., Gold, J., Hassett, J., Hirschmann, S. Z., Cunningham-Rundles, C., Adelsberg, B. R., Parham, D. M., Siegal, M., Cunningham Rundles, S., Armstrong, D.: Severe acquired immunodeficiency in homosexual males, manifested by chronic perianal ulcerative herpes simplex lesions. N. Engl. J. Med. *305*, 1439–1444 (1981).
29. Masur, H., Michelis, M. A., Greene, J. B., Onorato, I., Vande Stouwe, R. A., Holzmann, R. S., Wormser, G., Brettmann, L., Lange, M., Murray, H. W., Cunningham-Rundles, S.: An outbreak of community-acquired Pneumocystis carinii pneumonia. Initial manifestation of cellular immune dysfunction. N. Engl. J. Med. *305*, 1431–1438 (1981).
30. Friedman-Kien, A. E., Laubenstein, L. J., Rubinstein, P., Bumovici-Klein, E., Marmor, M., Stahl, R., Spigland, I., Kims, K. S., Zolla-Pazner, S.: Disseminated Kaposi's sarcoma in homosexual men. Ann. Intern. Med. *96*, 693–700 (1982).
31. Lane, H. C., Masur, H., Edgar, L. C., Whalen, G., Rook, A. H., Fauci, A. S.: Abnormalities of B-cell activation and immunoregulation in patients with the acquired immunodeficiency syndrome. N. Engl. J. Med. *309*, 453–458 (1983).
32. Hofman, F. M., Yanagihara, E., Byrne, B., Billing, R., Baird, S., Frisman, D., Taylor, C. R.: Analysis of B-cell antigens in normal reactive lymphoid tissues using four monoclonal antibodies. Blood *62*, 775–783 (1983).
33. Zolla-Pazner, S., Sidhu, G.: The possible pathogenic role of the hyperactive B-lymphocytes in AIDS. In: AIDS. The Epidemic of Kaposi's Sarcoma and Opportunistic Infections (Friedman-Ken, A. E., Laubenstein, L. J., Hrsg.), S. 161–168. New York: Masson. 1984.
34. Modlin, R. L., Hofman, F. M., Meyer, P. R., Vaccaro, S. A., Ammann, A. J., Conant, M. A., Rea, T. H., Taylor, C. R.: Altered distribution of B and T lymphocytes in lymph-nodes from homosexual men with Kaposi's sarcoma. Lancet *ii*, 768–771 (1983).
35. Cunningham-Rundles, S., Safai, B., Metroka, C., Krown, S. E., Rubin, B. Y., Stahl, W. M.: Lymphocyte effector function in vitro in the Acquired Immune Deficiency Syndrom. In: AIDS. The Epidemic of

Kaposi's Sarcoma and Opportunistic Infections (Friedman-Kien, A. E., Laubenstein, L. J., Hrsg.), S. 153–159. New York: Masson. 1984.

36. Welsh, R. M.: Natural resistance to tumors and viruses. In: Current Topics in Resistance to Tumors and Viruses (Haller, O., Hrsg.). Berlin-Heidelberg-New York: Springer. 1981.
37. Welte, K., Ciobanu, N., Kruger, G., Venuta, S., Feldman, S. P., Sternberg, C., Polladino, M. A., Koznia, B., Gold, J., Safai, B., Moore, M. A. S., Oettgen, H. F., Mertelsmann, R.: Impaired interleukin 2 production in response to PHA and OKT 3 antibody in male homosexuals with acquired immune deficiency syndrome: In Vitro restoration of T-cell proliferation by highly purified interleukin 2. In: AIDS. The Epidemic of Kaposi's Sarcoma and Opportunistic Infections (Friedman-Kien, A. E., Laubenstein, L. J., Hrsg.), S. 199–205. New York: Masson. 1984.
38. Ruscetti, F. W., Gallo, R. C.: Human T-lymphocyte growth factor: Regulation of growth and function of T-lymphocytes. Blood *57*, 379–394 (1981).
39. Rook, A. H., Masur, H., Lane, H. C., Frederick, W., Kashara, T., Macher, A. M., Djeu, J. Y., Manischewitz, J. F., Jackson, L., Fauci, A. S., Quinnan, G. V.: Interleukin 2 enhances the depressed natural killer cell and cytomegalovirus—specific cytotoxic activities of lymphocytes from patients with the acquired immunodeficiency syndrome. J. Clin. Invest. *72*, 398–403 (1983).
40. Follansbee, S. E., Busch, D. F., Wofsy, C. B., Coleman, D. L., Gullet, J., Aurigamma, G. P., Ross, T., Hadley, W. K., Drew, L. W.: An outbreak of Pneumocystis carinii pneumonia in homosexual men. Ann. Intern. Med. *96*, 705–713 (1982).
41. Greene, J. B., Sidhu, G. S., Lewin, S., Levine, J. F., Masur, H., Simberkoff, M. S., Nicholas, P., Good, R. C., Zolla-Pazner, S. B., Pollock, A. A., Tapper, M. L., Holzman, R. S.: Mycobacterium avium intracellulare: a cause of disseminated life-threatening infection in homosexuals and drug abusers. Ann. Intern. Med. *97*, 539–546 (1982).
42. Wing, E. J., Remington, J. S.: Lymphocytes and macrophages in cell-mediated immunity. In: Principles and Practice of Infectious Diseases (Mandell, G. L., Douglas, R. G., Jr., Bennett, J. E., Hrsg.), S. 83–103. New York: J. Wiley. 1981.
43. Mildvan, D., Mathur, U., Eulow, R. W.: Opportunistic infections and immune deficiency homosexual men. Ann. Intern. Med. *96*, 700–704 (1982).
44. Murray, H. W., Rubin, B. Y., Masur, H., Roberts, R. B.: Impaired production of lymphokines and immune (gamma) interferon in the acquired immunodeficiency syndrome. N. Engl. J. Med. *310*, 883–889 (1984).

45. Goldstein, A. L., Low, T. L. K., McAdoo, M., McClure, J., Thurman, G. B., Rossilo, J., Lai, C. Y., Chang, D., Wang, S. S., Chifford, N., Rannel, A. H., Meierhofer, J.: Thymosin alpha 1: isolation and sequence analysis of an immunologically active thymic polypeptide. Proc. Natl. Acad. Sci. *74*, 725–729 (1977).
46. Wara, D. W., Martin, N. L., Wara, W. N., Goldstein, A. L., McClure, J. E.: Thymosin alpha 1 levels in children with primary cellular immunodeficiency and in adults with malignancy. In: Current Concepts in Human Immunology and Cancer Immunomodulation (Serrou, B., Hrsg.), S. 559–565. Amsterdam: Elsevier Biomed. Press. 1982.
47. Hersh, E. M., Reuben, J. M., Rios, A., Mansell, P. W. A., Newell, G. R., McClure, J. E., Goldstein, J. E.: Elevated serum thymosin alpha 1 levels associated with evidence of immune dysregulation in male homosexuals with a history of infectious diseases or Kaposi's sarcoma. N. Engl. J. Med. *308*, 45–46 (1983).
48. Naylor, P. H., Goldstein, A. L.: Elevated serum thymosin 1 as an early marker for Acquired Immune Deficiency Syndrome. In: AIDS. The Epidemic of Kaposi's Sarcoma and Opportunistic Infections (Friedman-Kien, A. E., Laubenstein, L. J., Hrsg.), S. 173–180. New York: Masson. 1984.
49. Wachter, H., Hausen, A., Grossmayr, K.: Erhöhte Ausscheidung von Neopterin im Harn von Patienten mit malignen Tumoren und mit Viruserkrankungen. Hoppe-Seyler's Z. Physiol. Chem. *360*, 1957–1960 (1979).
50. Hausen, A., Wachter, H.: Pteridines in the assessment of neoplasia. J. Clin. Chem. Clin. Biochem. *20*, 593–602 (1982).
51. Wachter, H., Fuchs, D., Hausen, A., Huber, C., Knosp, O., Reibnegger, G., Spira, T. J.: Elevated urinary neopterin levels in patients with the Acquired Immunodeficiency Syndrome (AIDS). A preliminary report. Hoppe-Seyler's Z. Physiol. Chem. *364*, 1345–1346 (1983).
52. Perna, M., Nitsch, F., Santelli, G., Marfella, A., Giraldo, G., Beth-Giraldo, E., Levy, J. A., Piazza, M., De Mercato, R., Chiarianni, A., Cataldo, P. T., Guiliano, E., Cozzi, R.: Urinary neopterin, a useful marker for AIDS? Lancet *i*, 1048 (1985).
53. De Stefano, E., Friedman, R. M., Friedman-Kien, A. E., Goedert, J. J., Henriksen, D., Preble, O. T., Sonnabend, J. A., Vilček, J.: Acid-labile human leukocyte interferon in homosexual men with Kaposi's sarcoma and lymphadenopathy. J. Infect. Dis. *146*, 451–455 (1982).
54. Eyster, M. E., Goedert, J. J., Poon, M. C., Preble, O. T.: Acid labile alpha interferon. A possible preclinical marker for the acquired immunodeficiency syndrome in hemophilia. N. Engl. J. Med. *309*, 583–586 (1983).
55. Vilček, J., Friedman-Kien, A. E., Henriksen, D., De Stefano, D.,

Sonnabend, J. A., Preble, O. T., Friedman, R. M.: The role of interferon in AIDS. In: AIDS. The Epidemic of Kaposi's Sarcoma and Opportunistic Infections (Friedman-Kien, A. E., Laubenstein, L. J., Hrsg.), S. 193–198. New York: Masson. 1984.

56. Preble, O. T., Black, R. J., Friedman, R. M., Klippel, J. H., Vilček, J.: Systemic lupus erythematosus: presence in human serum of an unusual acid labile leukocyte interferon. Science *216*, 429–431 (1982).

57. Harwood, A. R., Osoba, D., Hofstader, S. L., Goldstein, M. B., Gardella, C. J., Holecek, M. J., Kunynetz, R., Giammarco, R. A.: Kaposi's sarcoma in recipients of renal transplants. Ann. J. Med. *67*, 759–765 (1979).

Anschrift des Verfassers: Dr. Th. Schwarz, Dermatologische Abteilung, Krankenhaus der Stadt Wien-Lainz, Wolkersbergenstraße 1, A-1130 Wien.

AIDS: Virologische und diagnostische Aspekte

Ch. Kunz[1] und *A. Stary*[2]

[1] Institut für Virologie (Vorstand: Prof. Dr. Ch. Kunz) der Universität Wien

[2] Dermatologische Abteilung (Vorstand: Prim. Doz. Dr. F. Gschnait) des Krankenhauses der Stadt Wien-Lainz

Es gilt nunmehr als gesichert, daß das Acquired Immune Deficiency Syndrom (AIDS), dessen Ursache bis vor kurzem unklar war, mit dem Retrovirus HTLV III (human T-lymphotropic virus III) — von der französischen Arbeitsgruppe um Montagnier auch LAV (lymphadenopathy associated virus) genannt — kausal in Zusammenhang gebracht werden kann [1, 4, 8, 12].

Retroviren enthalten als genetisches Material ein dimeres RNS-Genom, das durch das Enzym „reverse Transcriptase" in DNS transkribiert wird. Als Provirus wird es in das Genom der Wirtszelle inkorporiert und bei der Zellteilung an die Tochterzelle weitergegeben. Zur Vermehrung des Virus wird das in der chromosomalen DNS integrierte Provirus in RNS transkribiert und dadurch die Virusvermehrung in Gang gesetzt.

HTLV sind humane exogene T-lymphotrope Typ C-Retroviren, von denen derzeit 3 Typen identifiziert sind:

- *HTLV I* ist in manchen Regionen (Karibik, Süd- und Zentralamerika, Afrika, Südjapan) endemisch und verursacht die aggressive Form der adulten T-Zell-Leukämie.
- *HTLV II* unterscheidet sich genetisch vom Typ I und ist von

Patienten mit Haarzelleukämie isoliert worden. Die klinische Bedeutung dieses Virus ist nicht geklärt.

- *HTLV III,* ein dem HTLV II verwandter Typ, konnte aus AIDS-Patienten isoliert werden.

Allen lymphotropen Retroviren gemeinsam ist der selektive Befall der T4(Leu 3)-Zelle, einer Helfer-Induktor-Subpopulation der T-Lymphocyten, welcher eine zentrale, steuernde Funktion bei der Immunabwehr zukommt. Während HTLV I und II jedoch zu einer Vermehrung der T-Zellen führen und somit maligne Erkrankungen hervorrufen, besteht der durch HTLV III bedingte herausragende Defekt in einer cytopathischen Wirkung auf die infizierten Zellen und in der Folge in einer permanenten funktionellen Beeinträchtigung und quantitativen Verminderung der T-Helferzelle, wodurch eine Umkehr der T 4/T 8-Ratio resultiert. Diese wesentliche Störung im Immunsystem führt zum klassischen Bild des AIDS und schließlich zum Tod an opportunistischen Infekten oder Malignomen.

Epidemiologie

HTLV III dürfte wahrscheinlich im Gebiet um den Viktoriasee erstmalig aufgetaucht sein (Gallo, persönliche Mitteilung). Möglicherweise stammt das Virus von Meerkatzen, bei denen sich häufig Antikörper gegen ein nahe verwandtes Virus, das STLV III finden [2, 6].

Etwa 500000 bis eine Million Amerikaner sind bereits infiziert. Die Übertragung des Virus erfolgt in erster Linie durch sexuelle Kontakte, insbesondere über das Sperma, in dem sich T 4-Zellen in großer Zahl finden und aus dem sich HTLV III isolieren läßt. Die Durchseuchung der homosexuellen Population in den Hauptrisikogebieten der USA (San Francisco und New York) hat ungefähr 50% erreicht. Wie Partnerstudien in den USA und Europa beweisen, kann die Übertragung auch heterosexuell erfolgen. In Afrika liegt die Geschlechterrelation des AIDS zwischen Mann und Frau bei 1 : 1,1 [9]. Bei ungefähr der Hälfte der (noch?) gesunden Infizierten läßt sich das Virus aus dem Blut isolieren, vermutlich wird sich diese Rate durch sensitivere Nachweismethoden noch erhöhen.

T-Lymphocyten sind zumindest für die Lebensdauer der Zelle befallen; das Virus wird jedoch auch vertikal an die Tochterzelle in Form des Provirus weitergegeben, das jederzeit zur Bildung infektiöser Viruspartuikel aktiviert werden kann. HTLV III-Antikörper-positive Personen haben somit in jedem Fall als möglicherweise lebenslange potentielle Virusträger zu gelten, auch wenn sie nicht erkranken.

Eine berufsbedingte Übertragung des HTLV III auf medizinisches Personal ist, mit einer Ausnahme, auch nach Zwischenfällen wie Nadelstichverletzungen erfreulichweise nicht beobachtet worden. Strengste Vorsichtsmaßnahmen sind jedoch aufrecht zu halten.

Beim AIDS ist eine Hirnbeteiligung überaus häufig. So wurden von einem Untersucher bei der Obduktion von 102 Gehirnen nur sechs als histologisch normal befundet. Es ist daher nicht verwunderlich, daß sich bei mehr als 50% der Patienten im Laufe ihrer Erkrankung eine Demenz einstellt [5]. Ihr zeitliches Auftreten ist unterschiedlich. In der Mehrzahl der Fälle gehen ihr die opportunistischen Infekte durchschnittlich um acht Monate voraus. Sie kann aber auch vor oder gleichzeitig mit dem Erkrankungsbeginn einsetzen. Nach Price und Mitarbeitern bleibt sie in seltenen Fällen sogar das einzige Synmptom [11].

Bei mehr als 80% der Patienten mit AIDS-Demenz findet sich eine Erkrankung der weißen Substanz mit fokaler Rarefikation des Gewebes. Typisch sind multinukleäre Riesenzellen, die offenbar wie beim Visna, einer Slow-Virus-Erkrankung der Schafe, durch Syncytienbildung entstehen. Es gilt als äußerst wahrscheinlich, daß dieser häufigste Typ der AIDS-Enzephalopathie durch das HTLV III selbst verursacht wird. Dafür spricht auch, daß eine Gruppe um Gallo durch Hybridisierung und Southern Blot DNS und RNS des Virus in solchen Gehirnen nachweisen konnte. Außerdem ist es Gajdusek, Epstein und Mitarbeitern [3] gelungen, das Virus aus Gehirnen auf Schimpansen zu übertragen.

Neben der cerebralen Präferenz und Persistenz bestehen auch genetische Ähnlichkeiten mit dem Visna-Virus, das einer Untergruppe der Retroviren, den Lentiviren, zugeordnet wird und im Virusgenom Homologien mit dem HTLV III zeigt. Das Visna-Virus ist im Wirt einer ständigen, durch Mutation bedingten Antigendrift unterworfen, wodurch es die Eliminierung durch Antikörper umgeht. Im Gegensatz dazu werden bei den Influenza-Viren unter dem Immundruck der Bevölkerung Stämme selektioniert.

Beim HTLV III zeigen sich in jenem Genbereich, der für die Oberflächenproteine kodiert, zwischen einzelnen Virusisolaten relativ starke Variationen. Da diese Oberflächenproteine die Bildung neutralisierender und damit protektiver Antikörper induzieren, könnte dies möglicherweise einer wirksamen Schutzimpfung entgegenstehen. In den USA wird an der Entwicklung eines Impfstoffes gearbeitet, wobei das gesamte Spektrum der Möglichkeiten von inaktiviertem Ganzvirus oder dessen Untereinheiten über Lebendimpfstoffe bis zur Genexpression ausgeschöpft wird. Es ist jedenfalls die Absicht der amerikanischen Regierung, das gesamte Volk, ausgehend von den dann noch seronegativen Personen der Risikogruppen, durch Impfung vor dem AIDS-Erreger zu schützen.

Diagnose

Die Diagnose von AIDS oder AIDS-Verdacht ist durch den Nachweis von HTLV III-Antikörpern im ELISA-Testverfahren wesentlich erleichtert. Gesund und kranke Personen, die mit dem HTLV III infiziert sind, besitzen in einem hohen Prozentsatz Antikörper gegen dieses Agens [10, 12—14]. Durch die Möglichkeit des Antikörper-Nachweises können koordinierte Studien in bekannten (Homosexuelle und Drogensüchtige) und potentiellen (Prostituierte) Risikogruppen durchgeführt werden, um den Durchseuchungsgrad festzustellen. Weiters kann begonnen werden, durch Spender-Screening dem Risiko der Verbreitung des AIDS durch Blut und Blutprodukte wirksam zu begegnen.

Solche Untersuchungen sollten allerdings wenigen, in den entsprechenden Techniken erfahrenen Laboratorien vorbehalten bleiben, die auch regelmäßig an Ringversuchen zur Überprüfung der Ergebnisübereinstimmung teilzunehmen haben. Weiters ist es unbedingt erforderlich, positive Ergebnisse im HTLV III-ELISA in einem Referenztest (z. B. Western Blot) zu bestätigen, bevor das Ergebnis bekanntgegeben wird [7, 14]. Einerseits werden nämlich im ELISA nicht alle AIDS-Patienten als Antikörper-positiv erkannt, nicht zuletzt auch deshalb, weil im terminalen AIDS-Stadium Antikörper wieder verschwinden. Andererseits gibt es trotz hoher Spezifität des Testverfahrens in 1/2—2% der Fälle falsch positive Ergebnisse. In einem Land mit geringer Prävalenz, wie es Österreich ist, gilt es daher, gesunde Personengruppen mit äußerst geringer AIDS-Durchseuchung wie etwa Blutspender vor falsch positiven Befunden mit all ihren lebensverändernden Konsequenzen für den Betroffenen zu schützen.

Trotz der derzeit noch niedrigen Inzidenz von AIDS in Österreich muß auch hier das AIDS-Problem ernst genommen werden: Neben dem menschlichen Leid, welches diese schreckliche Krankheit für die Betroffenen und deren Angehörige mit sich bringt, könnten im Laufe der Zeit durch AIDS-Erkrankungen Kosten entstehen, die unser gesamtes System der medizinischen Versorgung gefährden.

Literatur

1. Barré-Sinoussi, F., Chermann, J. C., Rey, F., et al.: Isolation of a T-lymphotropic retrovirus from a patient at risk for Acquired Immune Deficiency Syndrome (AIDS). Science *220*, 868–871 (1983).
2. Daniel, M. D., Letvin, N. L., King, N. W., et al.: Isolation of T-cell tropic HTLV III-like retrovirus from macaques. Science *228*, 1201–1204 (1985).
3. Gajdusek, D. C., Gibbs, C. J., Jr., Epstein, L. G., et al.: Retrovirus HTLV III identified in the brains of patients with AIDS encephalopathy by transmission to chimpanzees. International Conference on AIDS, April 14–17, 1985, Atlanta, USA.
4. Gallo, R. C., Salahuddin, S. Z., Popovic, M., et al.: Frequent detection and isolation of cytopathic retroviruses (HTLV III) from patients with AIDS and at risk for AIDS. Science *224*, 500–503 (1984).
5. Holland, J. C. B.: Psychosocial and neuropsychiatric sequelae of AIDS and AIDS-associated disorders: An overview. International Conference on AIDS, April 14–17, 1985, Atlanta, USA.

6. Kanki, P. J., McLane, M. F., King, N. W., Jr., et al.: Serologic identification and characterization of a macaque T-lymphotropic retrovirus closely related to HTLV III. Science *228*, 1199–1201 (1985).
7. Landesman, S. H., Ginzburg, H. M., Weiss, S. H.: The AIDS epidemic. N. Engl. J. Med. *312*, 521–525 (1985).
8. Levy, J. A., Hoffmann, A. D., Kramer, S. M., et al.: Isolation of lymphocytopathic retroviruses from San Francisco patients with AIDS. Science *225*, 840–842 (1984).
9. Mann, J. M., Ruti, R., Francis, H., et al.: AIDS surveillance in a Central African City: Kinshasa, Zaire. International Conference on AIDS, April 14–17, 1985, Atlanta, USA.
10. Marwick, C.: Use of AIDS antibody test may provide more answers. JAMA *253*, 1694–1699 (1985).
11. Price, R. W., Jordan, B. D., Navia, B. A., et al.: Neurological complications of AIDS: An overview based on 110 autopsied patients. International Conference on AIDS, April 14–17, 1985, Atlanta, USA.
12. Sarngadharan, M. G., Popovic, M., Bruch, L., et al.: Antibodies reactive with human T-lymphotropic retroviruses (HTLV III) in the serum of patients with AIDS. Science *224*, 506–508 (1984).
13. Schüpbach, J., Haller, O., Vogt, M., et al.: Antibodies to HTLV III in Swiss patients with AIDS and pre-AIDS and in groups at risk for AIDS. N. Engl. J. Med. *312*, 265–270 (1985).
14. Weiss, S. H., Goedert, J. J., Sarngadharan, M. G., et al.: Screening test for HTLV III (AIDS agent) antibodies: specificity, sensitivity and applications. JAMA *253*, 221–225 (1985).

Anschrift der Verfasser: Prof. Dr. Ch. Kunz, Institut für Virologie, Kinderspitalgasse 15, A-1095 Wien; Dr. A. Stary, Dermatologische Abteilung, Krankenhaus der Stadt Wien-Lainz, Wolkersbergenstraße 1, A-1130 Wien.

Hygienische Aspekte der Infektion mit HTLV III

M. P. Dierich

Institut für Hygiene (Vorstand: Prof. Dr. M. P. Dierich)
der Universität Innsbruck

Das Hauptanliegen hygienischer Maßnahmen ist die Verhinderung einer Erkrankung an HTLV III. Dazu ergeben sich aus der Sicht des Hygienikers grundsätzlich zwei Wege:

1. Unterbrechung der Übertragungswege.
2. Verhinderung der Erregerausbreitung im Organismus.

Um diese Maßnahmen treffen zu können, ist eine exakte Charakterisierung des Erregers, seiner Übertragungsmöglichkeiten und der Mechanismen, die für seine Pathogenität verantwortlich sind, notwendig. Hinsichtlich der Erregercharakterisierung und seiner Auseinandersetzung mit dem Immunsystem sei auf vorangehende Beiträge verwiesen. Diese Darlegungen beschränken sich auf Erörterung der Übertragungswege, der Möglichkeiten zu ihrer Unterbrechung und weiterer Schutzmaßnahmen.

Nach dem heutigen Stand der Kenntnis wird der Erreger — enthalten in Lymphozyten und frei im Medium — mit Blut oder Sperma oder auch mit Speichel übertragen. Der Erreger ist außerordentlich empfindlich und überlebt daher in der Außenwelt nur kurze Zeit. Aus diesem Grunde ist intimer Sozialkontakt, Transfusion von Blut oder zellulären Blutbestandteilen, von Plasma oder von Konzentraten von Gerinnungsfaktoren Voraussetzung für eine wirksame Übertragung.

Außerdem haben sich gemeinsam benutzte Injektionsnadeln im Falle von Drogensüchtigen als wirksame Vektoren erwiesen. Letztlich gibt es auch Beispiele für diaplazentare Übertragung oder Übertragung im Verlauf des Geburtsvorganges, also perinatal.

Besorgte Fragen hinsichtlich der Übertragung des Virus durch Immunglobulinpräparate, Albuminpräparate oder durch Plasma-Protein-Fraktionen, die nicht den Gerinnungsfaktoren entsprechen, scheinen nach dem heutigen Stand der Kenntnis unbegründet zu sein. Außerdem sind auch die zwei heute verfügbaren Hepatitis B-Impfstoffe in dieser Hinsicht ungefährlich. Diese Aussage basiert einerseits auf der Tatsache, daß trotz der ausgeprägten Impftätigkeit sich kein Hinweis dafür ergeben hat, daß mit dem Impfstoff das Virus übertragen wird. Zum anderen sind in jüngster Zeit, nachdem das HTLV III in vitro züchtbar wurde, Versuche angestellt worden, bei denen das Hepatitis B-Virus bzw. das Australia-Antigen und HTLV III der gleichen Reinigung- und Inaktivierungsprozedur unterworfen wurden. Dabei hat sich herausgestellt, daß das HTLV III die bei der Herstellung von Präparaten zur Impfung gegen Hepatitis B angewandten Verfahren nicht übersteht.

Im übrigen hat die bisherige Erfahrung gezeigt, daß durch Pflege von AIDS-Patienten weder Krankenschwestern noch Ärzte dieses Krankheitsbild erworben haben. Ebenso ist es in keinem Fall zur Ausbildung von Antikörpern gegen das HTLV III gekommen. Diese Feststellung gilt auch für Personen, die im Labor mit Blut von AIDS-Patienten bzw. die zu experimentellen Zwecken mit HTLV III gearbeitet haben.

Nach der bisherigen Erfahrung wird das Virus auch nicht durch gemeinsame Mahlzeiten mit AIDS-Patienten, durch Niesen und Husten und durch oberflächliche Kontakte, wie Umarmungen, übertragen.

Von der Tatsache, daß Pflegepersonal bisher nicht betroffen ist, gibt es eine einzige Ausnahme: eine englische Schwester hat sich aus Versehen selbst kleine Mengen Blut einer in Zentral-Afrika infizierten AIDS-Patientin injiziert. Nach Überstehen eines Krankheitsbildes mit Fieber und generalisierter Lymphadenopathie ist diese Krankenschwester jetzt jedoch klinisch gesund und zeigt Antikörper gegen HTLV III. Da bei der Pflege der über 10000 AIDS-Patienten in USA eine derartige Infektion nicht beobachtet wurde, besteht die Möglichkeit, daß in Afrika und USA unterschiedliche HTLV III-Typen vorkommen.

Auf Grund des heutigen Kenntnisstandes bieten sich folgende Wege zur Unterbrechung des Übertragungsweges:

1. Patienten mit HTLV III-Infekten sollten kein Blutplasma, keine Gewebe oder Organe spenden. Solche Patienten sollten den Geschlechtsverkehr bzw. die Promiskuität einschränken und Kondome benutzen.

2. Zahnbürsten, Rasierklingen sollten nicht gemeinsam mit anderen Patienten benutzt werden.

3. Bei ärztlicher und zahnärztlicher Behandlung sollten HTLV III-positive Patienten den behandelnden Arzt von ihrer Situation informieren, damit sich dieser Arzt durch besondere Beachtung der hygienischen Maßnahmen darauf einstellen kann.

4. Frauen mit HTLV III-Antikörpern sollten vorerst Schwangerschaften vermeiden. Diese Empfehlung wird dadurch unterstützt, daß wir bei unseren Untersuchungen in Innsbruck bei dem einjährigen Kind einer drogenabhängigen Frau Antikörper gegen HTLV III nachweisen konnten.

5. Gerätschaften, z. B. Akupunkturnadeln, müssen nach Gebrauch sterilisiert oder weggeworfen werden.

6. Bei Blutungen muß das Blut desinfiziert werden.

Für Desinfektionsmaßnahmen bietet sich die Verwendung von Äthanol in der Konzentration von 75% oder von Glutardialdehyd in der Konzentration von 1% an.

Für die Scheuerdesinfektion eignet sich Natriumhypochloridlösung in einer Konzentration von 0,2%.

An weiteren Schutzmaßnahmen ist zu fordern, daß bei serologischen und klinischen Laboruntersuchungen besondere Vorsicht zu gelten hat, so z. B. Mundpipettieren absolut ausgeschlossen ist.

Eine Absonderung von AIDS-Patienten erscheint nicht unbedingt generell notwendig, ist jedoch dringend zu fordern bei Patienten mit profusen Diarrhöen, Inkontinenz und Verwirrtheitszuständen. Vorsicht ist auch geboten bei Autopsien.

Sollte trotz solcher Vorbeugungsmaßnahmen eine Infektion erfolgt sein, so bieten sich folgende Maßnahmen an:

Nach der allgemeinen Erfahrung der vergangenen Jahre führt das HTLV III zu einer schweren Belastung, letztlich zu einer schweren Schädigung des Immunsystems. Daher ist eine der vordringlichsten Aufgaben, das Immunsystem möglichst zu schonen vor weiteren Belastungen durch venerische Erkrankungen, Drogen und fremde Gewebsantigene sowie vor opportunistischen Keimen. *Durch derartige Belastungen kommt es auch zur Stimulation des Immunsystems in deren Folge sich eine Begünstigung der Virusvermehrung ergibt. Im Sinne dieser Überlegungen wären gegebenenfalls immunsuppressive Maßnahmen bei Krankheitsausbruch anstatt der versuchten stimulatorischen Maßnahmen angebracht.*

Enger Kontakt mit Haustieren sollte vermieden werden, um möglichst der Entstehung einer Toxoplasmose keinen Vorschub zu leisten. Große Menschenansammlungen sollten gemieden werden wegen der möglichen Übertragung z. B. von Grippe-Viren. Räume mit hoher Luftfeuchtigkeit bieten Gefährdung für die Entwicklung einer Pilzinfektion. Öffentliche Bäder könnten Quellen von verschiedenen Parasiten sein. Möglicherweise verdorbene Nahrungsmittel sollten vermieden werden. Reisen in Gegenden mit schlechter Hygiene stellen ein Risiko dar.

In Zukunft wird es eventuell möglich sein, das Immunsystem gezielt zu stärken. Mit Hochdruck wird daran gearbeitet, einen geeigneten Impfstoff zu entwickeln. Dabei könnten sich allerdings dadurch Schwierigkeiten ergeben, daß das HTLV III zur Variabilität neigt. Verschiedene Therapiekonzepte finden sich in der Erprobung. Erste interessante Ansätze ergeben sich aus der Anwendung von Germanin, einem Mittel gegen den Erreger der Schlafkrankheit. Eine Wirkung dieser Substanz besteht in der Hemmung der reversen Transkriptase.

Der betroffene Patient sollte mit großem Bedacht auf die Gefahren aufmerksam gemacht werden und dringend gebeten werden, zur Verhinderung der weiteren Ausbreitung des Erregers mit beizutragen.

Größere Unsicherheit herrscht derzeit noch hinsichtlich der

tatsächlichen Folgen einer HTLV III-Infektion. Hinsichtlich der Inkubationszeit wird gegenwärtig ein mittlerer Zeitraum von 2,5 Jahren geschätzt. Es bestehen klare Beweise dafür, daß es innerhalb eines Jahres zum Ausbruch von AIDS kommen kann, z. B. nach Übertragung von Blut von AIDS-Patienten. Andererseits gibt es keine Möglichkeit zur Zeit, endgültig abzuschätzen, wie lange ein Virus im Körper presistieren kann, ohne daß es zum Ausbruch kommt. Ebenso ist unklar, in welchem Prozentsatz sich nach Kontakt mit dem Virus überhaupt das Krankheitsbild entwickelt.

Es wäre durchaus vorstellbar, daß es nach Kontakt mit HTLV III bzw. Teilen davon zur Entwicklung von Antikörpern kommt, ohne daß jemals das Krankheitsbild entsteht. Zu hoffen ist, daß der Besitz von Antikörpern gegen bestimmte Virusstrukturen, etwa gegen die Hüllproteine, Immunität gegen das Virus bedeutet.

Grundsätzlich ist jedoch festzuhalten, daß die endgültige Prognose vorerst unklar bleibt und die Patienten durch ein außerordentlich sorgfältiges ärztliches Gespräch geführt werden sollten.

Die Dramatik der Situation, in der wir uns heutzutage befinden, wird auch durch Untersuchungen deutlich, die wir zusammen mit Prof. Wachter, Institut für Medizinische Chemie und Biochemie, in Innsbruck bei Patienten mit intravenösem Drogenmißbrauch durchgeführt haben (Fuchs et al. und Hengster et al.). Dabei hat sich herausgestellt, daß bei 35 untersuchten Personen in über 40% Antikörper gegen HTLV III nachzuweisen waren, allerdings ohne gleichzeitiges Vorliegen eines klinisch faßbaren Krankheitsbildes. Diese Tatsache erscheint uns deshalb so besorgniseregend, da sich Drogenabhängige nicht in einem abgegrenzten Personenkreis bewegen, sondern durch ihre heterosexuellen Kontakte mit den unterschiedlichsten Personen der Gesellschaft in Kontakt kommen. Dies gilt um so mehr, wenn Personen mit Drogenmißbrauch resozialisiert werden. Von dieser Personengruppe könnte daher eine bisher unterschätzte Gefahr ausgehen. Ebenso hat sich bei den von uns untersuchten Personen mit Hämophilie erwiesen, daß sie in 90% Antikörper gegen HTLV III haben.

Auf Grund dieser Entwicklungen ist es dringend geboten, alle Vorsichtsmaßnahmen zu ergreifen und durch Untersuchungen genauestens über die Entwicklung der Verhältnisse informiert zu sein.

Literatur

Morbidity and Mortality Weekly Reports No. 1 (1985). Atlanta, Georgia: Center for Disease Control.

Das erworbene Immundefekt-Syndrom (AIDS). (Ratschläge an Ärzte, Merkblatt 43.) Bundesgesundheitsblatt *28*, 82–86 (1985).

AIDS — Merkblatt des Obersten Sanitätsrates, Österreichische Ärzte-Zeitung *3*, 10 (1985).

Weiss, S. H. et al.: Screening test for HTLV III (AIDS-agent) antibodies. JAMA *253*, 221–225 (1985).

Fuchs, D., et al.: High frequency of HTLV III antibodies among heterosexual intravenous drug abusers in the Austrian Tyrol. Lancet *1985*, 1506.

Hengster, P., et al.: HTLV III-Durchseuchung bei Personen mit intravenösem Drogenmißbrauch: Korrelation von Antikörpern gegen HTLV III mit Neopterin-Spiegeln und der T_H/T_S-Ratio. (Zur Veröffentlichung eingereicht.)

Needlestick Transmission of HTLV III from a Patient Infected in Africa. Lancet *1984*, 1376.

Anschrift des Verfassers: Prof. Dr. M. P. Dierich, Institut für Hygiene, Universität Innsbruck, Anichstraße 35, A-6020 Innsbruck.

Bedeutung von AIDS für das Blutspendewesen

H. Reissigl

Zentralinstitut für Bluttransfusion und Immunologische Abteilung
(Vorstand: Hofrat Prof. Dr. H. Reissigl)
der Universitätskliniken Innsbruck

Bislang sind weltweit 15 682 Fälle von AIDS nachgewiesen — geben wird es viel mehr.

Davon erfaßte (bis 15. April 1985) in USA das Centers for Disease Control in Atlanta 13 827; in Europa etwa 800, der Rest (~ 2000) aus Afrika — wahrscheinlich besteht hier eine sehr große Dunkelziffer. Die Erkrankung scheint sich in Uganda und im Kongo auszubreiten, in Sambia und Angola scheint sie sich im Anfangsstadium zu befinden. In den Städten Zaires trage vermutlich jeder 10. das AIDS-Virus in sich, in Uganda seien in einer Untersuchungsserie 20%-Virusträger festgestellt worden. (Bevölkerung vom Land in die Städte — Slums.) Von dort scheint die Infektion über Auswanderer (Beamte etc.) nach Haiti gelangt zu sein und weiter in die USA.

Andererseits wird aber auch ein Laborunfall bei der Entstehung und inzwischen epidemieartigen Ausbreitung von AIDS bei Affen (S-AIDS) diskutiert, welches ebenfalls durch ein Retrovirus verursacht wird. Es ist sogar die Vermutung aufgetaucht, daß AIDS von Affen durch Ansteckung auf den Menschen übertragen worden sein könnte.

AIDS-Fälle: Derzeitiger Stand 15 682 (weltweit), davon USA

13827, Europa ca. 1500, davon BRD 248 (100 †), Schweiz 100 (39 †), Österreich 23 (davon 2 Kinder).

Die Kurve beginnt abzuflachen, die Zahlen haben sich erst innerhalb der letzten 15 Monate verdoppelt (nicht wie man glaubte innerhalb von 6 Monaten).

Die Antikörper entwickeln sich Wochen bis Monate nach der Infektion (aber 20% der Virusträger entwickeln nach derzeitiger Meinung keinen Antikörper!)

25% entwickeln innerhalb von 5 Jahren den (leichteren) AIDS-related-Komplex. Nur 2% pro Jahr entwickeln das Vollbild von AIDS.

In letzter Zeit stehen begreiflichwerweise die Bluttransfusionen und neuerdings AIDS-kranke Kinder, die dies durch Blut(fraktionen)[1] oder von ihren Müttern aquiriert hatten, im Mittelpunkt des Interesses. Es ist zu vermuten, daß die Mütter persistierende immunologische Veränderungen aufweisen und selbst ein erhöhtes Risiko besitzen, an AIDS oder AIDS-related-Komplex zu erkranken.

Diese beiden Populationen bieten die Möglichkeit, die Art der Ausbreitung des als ursächliches Agens angesehenen HTLV III zu untersuchen und können möglicherweise zu neuen Erkenntnissen über die Beziehungen zwischen Virus und Virusträger führen.

Bei erkrankten Kindern scheinen die Mütter die wahrscheinlichste Ursache zu sein, wenn eine Transfusion ausgeschlossen ist.

Im Jackson Memorial Hospital in Miami wurden 16 Mütter von 22 an AIDS oder AIDS-related erkrankten Kindern von Scott und Mitarbeitern 2½ Jahre nachuntersucht. (Während der Beobachtungszeit erkrankten fünf Mütter an AIDS, sieben an dem AIDS-related, elf Mütter wurden erneut schwanger und gebaren insgesamt zwölf Kinder, von denen vier erkrankt waren.)

Hämophilie-Kranke sind in USA unter den AIDS-Fällen mit 1% vertreten, in Europa mit 3% (am meisten die BRD). Weltweit gibt es derzeit 169 Hämophile unter den AIDS-Kranken (USA 115,

---

[1] Bes. Faktor VIII.

Brasilien 23, BRD 18, übriges Europa 13), aber 40—50% der Hämophilen sind HTLV III-positiv.

167 durch Bluttransfusion verursachte AIDS-Fälle sind bislang in der ganzen Welt bekannt.

Der große — beständige — Unterschied der Hämophiliegruppe zwischen USA und Europa scheint hauptsächlich an der BRD zu liegen. Als Ursache kommen vor allem größere verabreichte Mengen (in Einheiten bzw. Packungen) und der größere Prozentsatz aus USA importierten F VIII-Präparaten in Frage.

In 1% der Fälle als einzige faßbare Ursache Bluttransfusionen, in Europa ebenso 1% (wenn man die hier lebenden/diagnostizierten Afrikaner hinzuzählt), sonst 0,6%.

Alle (1%) der europäischen Patienten, bei denen der einzige Risikofaktor eine Bluttransfusion war, wurden in Frankreich beobachtet. Einer erhielt die Transfusion in Haiti und einige Tage später in Martinique. Ein anderer erhielt die Transfusion in Paris und ein Dritter war ein in Italien wohnender Patient, der eine Transfusion in Frankreich erhalten hatte[2].

Mit Recht haben wir uns zu fragen: Warum sind die Probleme des AIDS gerade für die Transfusionsmedizin von so großer Bedeutung?

1. Die Bluttransfusion ist ein Eckpfeiler der modernen Medizin, bedeutender als jedes Medikament; die Größenordnung ist ungeheuer, z. B. 14 Mill. Transfusionen jährlich in USA (an 3½ Mill. Patienten), in der BRD über 2 Mill. und in Österreich 400 000 (ohne kommerzielle Fraktionen).

2. Die Angst vor AIDS ist fast eine Hysterie geworden — sowohl von den Kranken selbst, als auch von der Umgebung gegen diese — bis zu regelrechtem (Familien)terror einschließlich Exodus. Die lange Latenzzeit[3], die Häufung in den bekannten Risikogrup-

---

[2] Vier australische Frühgeburten bekamen diese Erkrankung von *einer* Blutspende. Dies veranlaßte den australischen Staat Queensland, harte Strafen gegen jene Spender zu erlassen, die vorsätzlich falsche Angaben machen und dadurch die Übertragung von Erkrankungen induzieren können.

[3] So ist noch fünf Jahre nach einer Transfusion post partum bei einem

pen und der oft schlechte Ausgang mehren dies (siehe unten); 80—85% sterben innerhalb von zwei bis drei Jahren.

3. Bereits im Sommer 1983 veranlaßten Panik und Mißverständnis des AIDS-Problems viele Leute in USA, nicht mehr Blut zu spenden, woraus in einzelnen Gegenden des Landes große Engpässe in der Blutversorgung entstanden. Wenn dies auch bislang bei uns nicht zutrifft, so kann sich das leider bald ändern, aber Unsicherheit besteht bereits zum Teil.

4. Was machen wir mit einem Spender, der HTLV III-Virus-Antikörper positiv, aber gesund ist? Was sagen wir ihm? Schüren wir damit Angst, ja Hysterie? Was geschieht mit den Empfängern allfälliger früherer Spenden dieser Personen?

5. Entschließen wir uns, die Spender zu fragen, ob sie Homosexuelle sind oder machen es publik, daß Homosexuelle nicht mehr spenden gehen sollen? Welche Diffamierung schaffen wir hiedurch?

6. Welche wirkliche Hilfe bringt uns — in Relation zu den Kosten und zum Effekt — der neue HTLV III-Antikörper-Test[4]?

7. Gibt es regionale Unterschiede? (Meines Erachtens ja.)

Haben Blutspendedienste mit Dauerspendern ebenfalls wie Plasmapheresezentren mit einer höheren Gefährdung zu rechnen? Welche Rolle spielt der Sozialstatus der Spender?

8. Welche zusätzliche Bedeutung, ja vielleicht welche Vorteile hat die Bestimmung des Neopterins (RIA)?

Bei AIDS-Patienten und bei Patienten mit generalisierter Lymphadenopathie wurden als erste von Wachter und Mitarbeitern zu einem sehr hohen Prozentsatz erhöhte Neopterinwerte im Harn gefunden[5]. Inzwischen ist aber die Neopterin-Bestimmung im

---

Knaben AIDS festgestellt worden („normale Inkubationszeit sechs Monate bis vier Jahre).

[4] Wir bestimmen nur den AK, nicht den Erreger. Wegen der bekannten Persistenz von Retroviren müssen dennoch alle Antikörper-positiven Personen, selbst wenn sie gesund sind, als potentiell infektiös angesehen werden. Aber HTLV III positiv ist nicht mit AIDS gleichzusetzen. Nur 4—19% bekommen tatsächlich AIDS.

[5] Bei allen auf Neopterin untersuchten AIDS-Fällen in Österreich war es positiv, auch in jenen Intervallen, in denen die Patienten frei von opportunistischen Infekten waren.

Serum möglich. Sie ist — wie zu erwarten — aussagekräftiger, vor allem aber leichter durchführbar. Wir fanden bei 100 Patienten mit Neoplasmen des Urogenitaltraktes bei allen mit dem RIA-Test auf Neopterin hoch positive Ergebnisse.

Bei Untersuchungen von Goebel und Mitarbeitern waren die Serumkonzentrationen von Neopterin erhöht bei allen Patienten mit AIDS (4), bei acht von neun Patienten mit LAS/ARC (Lymphadenopathie Syndrom bzw. AIDS-related Complex). Bei neun von 19 gesunden homosexuellen Männern waren die Werte ebenso erhöht (= 47% HTLV III-AK positiv).

Ähnliche Resultate wurden für β_2-Mikroglobulin erhalten (ELISA). (Dagegen scheint α_1-Mikroglobulin kein AIDS-Risiko-Marker zu sein.)

Die Beobachtung von einigen pathologischen Werten bei HTLV III-AK-negativen gesunden Homosexuellen weisen in die Richtung, daß Neopterin und β_2-Mikroglobulin wahrscheinlich unspezifische, aber aussagekräftige Frühmarker für ein drohendes (bevorstehendes) AIDS bei Risiko-Personen, auch bei Entzündungen bzw. Infektionen und Tumorpatienten sind.

Somit würde sich diese Methode vielleicht zusätzlich oder besser im Blutspendewesen zumindest als Vorfelduntersuchung, anbieten. Man könnte damit auch Cytomegalie und Toxoplasmose-Positive erfassen, die ja u. a. für die zerebralen AIDS-Formen als Ursache angesehen werden. Erst nach einer größeren Serie und Fahndung könnte über Erfolgstüchtigkeit bzw. Mißerfolge geurteilt werden.

Transmissible diseases:	Strategies for acceptance/rejection of donors		
	Anamnesis Examination	Laboratory investigation	Neopterin determination
INFECTIOUS DISEASES			
Syphilis			
Hepatitis B			
Hepatitis Non-A Non-B		diagnostic gap	
Malaria			
Tuberculosis			
Zytomegalovirus Infection			
AIDS			
MALIGNANT TUMORS			

Abb. 1 (Aus Schönitzer et al., 1984)

Denn zu oft schon stellten sich ähnliche „Marker" letztlich als doch unbrauchbar heraus.

Die Transfusion von Vollblut oder Ery-, Thrombo-, Leukozyten sowie tiefgefrorenem Frischplasma, Faktor VIII usw. ist durch die AIDS-Situation risikoreicher geworden, da man diese Bestandteile nicht pasteurisieren kann, und somit die Gefahr der Übertragung besteht, solange kein direkter Virusnachweis möglich ist. Dabei ist — wieder einmal — ein besonderer Hinweis auf die klare Indikationsstellung für Bluttransfusionen zu fordern.

Frauen, die (mit Ausnahme Afrika) bislang viel weniger inkludiert sind, 92% Männer, davon 50% zwischen 30 und 39 Jahren, können auf dem Weg der Transfusion von Blut bzw. Fraktionen genauso infiziert werden.

Ohne Frage liegt das Hauptproblem der AIDS-Übertragung durch Blutttransfusion in der Prophylaxe (Ausschaltung der Risikogruppen. Ermöglichung des direkten Antigennachweises).

Bedeutung für das medizinische Personal

In den USA, wo ja schon seit einer Reihe von Jahren AIDS-Kranke stationär betreut werden, sind alle Zwischenfälle genau beobachtet worden. Daselbst sind 502 Fälle von Nadelstichverletzungen, Schleimhautkontakt usw. genau — bis zu 32 Monaten — verfolgt worden. In keinem einziger Fall ist es auch nur zu einer Serokonversion gekommen. Das Virus muß anscheinend etwa in größeren Mengen in den Organismus kommen (wie bei Transfusionen) oder/und mehrfacher Kontakt bestehen. Das soll aber natürlich nicht heißen, daß man nicht große Obsorge im Umgang mit dermaßen infiziertem Blut (Sperma) oder Kranken walten lassen soll. Innerhalb des medizinischen Personals, welches mit AIDS-Kranken oder deren Laboratoriumsuntersuchungen zu tun hatte, war niemand HTLV III positiv (Weiß et al.).

In der Bundesrepublik sind bisher über 2000 Personen, die nicht zu den genannten Risikogruppen gehören, einschließlich medizinischem und zahnmedizinischem Personal auf Antikörper gegen HTLV III untersucht worden, und alle waren negativ.

Bei dem kürzlich in England berichteten einzigen Fall der Übertragung des HTLV III-Virus an eine Krankenschwester, welche es von einer Patientin aus Zentralafrika aquiriert hatte, war es offensichtlich zu einer Mikroinjektion von Blut in Zusammenhang mit der Blutentnahme bei der Patientin gekommen. Diese Beobachtungen bestärken die Erfahrung, daß AIDS durch intensiven Körperkontakt mit Risikopatienten — hauptsächlich durch homo- und heterosexuellen Geschlechtsverkehr — oder durch direkte Injektion von Blut oder Blutprodukten übertragen wird.

Es besteht kein Grund für die Annahme einer Ausbreitung von AIDS in der allgemeinen Bevölkerung der Bundesrepublik Deutschland, Österreich und Schweiz. Schritte für eine weitere Kontrolle dieser Situation sind eingeleitet.

Hepatitis-B-Vakzine sind nach derzeitiger Wissenschaftsmeinung AIDS-sicher. Krankenhauspersonal und andere Patienten sind im Umgang mit AIDS-Patienten nicht erhöht gefährdet.

Dies wurde u. a. erst jüngst von Miller mitgeteilt, nachdem Unsicherheit und anderslautende Berichte auch hier für große Unruhe sorgten.

AIDS — Risikogruppen

Man teilt die Risikogruppen nach der Häufigkeit und Gefährdung in I. hohes, II. relativ hohes und III. geringes Risiko ein:

I. Hohes Risiko

1. Männliche Homosexuelle (besonders bei häufigem Partnerwechsel).
2. Spritzenabhängige Drogensüchtige.

II. Relativ hohes Risiko

3. Kinder oder Frauen von bisexuellen Männern; oder Sexualpartner von Personen der Risikogruppen.
4. Empfänger von bestimmten Blutgerinnungsderivaten (besonders Faktor VIII).
5. Personen, die in Zentralafrika oder Haiti gelebt haben.

III. Geringes Risiko

6. Bluttransfusionen (Spender aus Risikogruppen).

Wenn auch die Hämophilen in Gruppe II und die Transfusionsempfänger nur in Gruppe III einzustufen sind, so macht die unglaubliche Verbreitung der Blutübertragung bzw. -Fraktionen und die Tatsache, daß hier ein völlig unbeteiligter Partner im Rahmen einer oft lebensrettenden Maßnahme betroffen wird, — dieses Problem sehr gravierend. So gilt daher zusammenfassend:

1. Vorerst waren nur die Tests von zwei Firmen zugelassen (inzwischen vier).

2. Die Untersuchungen sollen nur in erfahrenen Labors an Zentren durchgeführt werden (möglichst mit denselben Kits).

3. Die Teilnahme an einem Ringversuch muß dabei gesichert sein.

4. Alle positiven Befunde müssen wiederholt werden (eventuell von einem zweiten Labor). Ausscheidung der Konserven!

5. Die (verbleibenden) positiven Seren werden dem „Risikolabor" zur Abklärung eingeschickt („Western blot", bzw. Immunfluoreszenz).

6. Ist das Ergebnis auch dabei positiv, soll der Befund (ohne Sensation, ruhig) dem Spender mitgeteilt werden. Keine weiteren Spenden, aber auch keine Sensationshasche über den allfälligen Verlauf, Gefahr etc.[6].

7. Frauen mit HTLV III-AK sollten vorerst Schwangerschaften strikt vermeiden, möglichst auch Geschlechtsverkehr [außer der (bzw. diejenigen) Partner ist (sind) ebenfalls AK-Träger].

---

6 Der Nachweis einer Infektion bei gesunden Individuen bedeutet nicht Nachweis der Erkrankung, da nicht alle Infizierten LAS oder AIDS entwickeln (4—19%, siehe früher). HTLV III positiv ist also nicht mit AIDS gleichzusetzen. Ein zusätzliches Problem ist noch, daß nicht Virusträger unbedingt AK gegen HTLV III haben müssen. Dies ist dem Spender sehr deutlich darzulegen!

8. Es wird überlegt, HTLV III-AK-Untersuchungen von Nichtspendern (Risikogruppen, Interessierte, Ängstliche etc.) von den Spendeinstitutionen zu trennen.

Trotz des erheblichen technischen Aufwandes und auch gewisser Probleme bei der Untersuchung besonderer Populationen, wie z. B. der Untersuchung aller Blutspender, besteht Übereinstimmung darüber, daß bei reiflicher Abwägung aller Umstände zum gegenwärtigen Zeitpunkt eindeutig eine Untersuchung aller Blutspender zu empfehlen ist. Die zusätzlich gewonnene Sicherheit in der Qualität der Blutkonserven dürfte die noch bestehenden Probleme und die hohen Kosten bei der Testung eindeutig überwiegen.

9. Eine Verständigung der Risikogruppen, kein Blut zu spenden, ist wichtig.

10. Wer HTLV III-Antikörper hat, soll sich venerischen Infektionen und Drogen überhaupt nicht aussetzen. Opportunistische Keime sollten nicht in den Organismus gelangen (siehe Dierich).

11. In USA wurden die Haitianer vom Blutspenden ausgeschlossen, ein eingebrachter Regress wurde abgelehnt. Auch die erst jüngst Eingewanderten sind davon betroffen. Andere US-Staaten haben ebenfalls Reglementierungen erlassen bzw. erweitert, so Washington, Nevada und Florida — zum Schutz der Empfänger und der Blutbanken —, schließlich auch Queensland, Australien.

12. Auf Grund der gemeldeten HTLV III-AK bei Hämophilen wurde seinerzeit als erste Maßnahme angeordnet, daß nach Auftauchen von Erkrankungen (bei Spender oder Empfänger) bzw. HTLV III-AK jeweils die betroffene Charge (besonders Faktor VIII) zurückgezogen werden muß.

Diese Maßnahme wurde jüngst für hitzebeständige Fraktionen aufgehoben[7].

---

[7] Alle hitzebehandelten Blutprodukte sind sicher! Der Nachweis des Antikörpers (Ausschluß dieser Konserven) bietet auch gewisse Sicherheit, aber die Eliminierung der Risikogruppen ist genauso wichtig! Da man das Antigen noch nicht bestimmen kann. Auch Organ-Gewebs- und Spermienspender müssen HTLV III getestet (und negativ) sein. Übertragungen sind bekannt geworden.

In der BRD ist am 1. Mai 1985 eine entsprechende Verordnung des Bundes-Gesundheitsamtes zur Bestimmung des HTLV III-AKs bei Blutspendern erlassen worden.

In Österreich hat das Gesundheitsministerium über Empfehlung des obersten Sanitätsrates ab 15. Juni 1985 die HTLV III-AK-Bestimmung bei allen Blutspendern angeordnet, ebenso bei Plasmaspendern (Merkblatt).

Die vorgeschriebene *AK*-Bestimmung bei Plasmaspendern nach jeder Spende scheint nicht notwendig und nicht zielführend. Innerhalb von Tagen bzw. Wochen ist außerhalb von Risikogruppen kein neues Auftreten dieses Antikörpers wahrscheinlich. Hier werden alle sechs bis acht Wochen bzw. drei Monate sicher genügen. (Wir können derzeit ja leider noch nicht das Antigen bestimmen.)

Weiss und Mitarbeiter empfahlen, diese ersten Tests auf einer epidemiologischen Basis durchführen zu lassen, da man zwei Untergruppen deutlich erkennen könne:

a) Patienten, bei denen immunologische Kreuzreaktionen zu befürchten sind, weisen keine häufigere Seropositivität als gesund aussehende Blutspender auf.

b) Sind gesunde Probanden aus Laboratorien, die mit AIDS-virushaltigem Material arbeiten, und aus Krankenhäusern, die AIDS-Patienten betreuen, bislang so gut wie unberührt.

13. Eigentlich erübrigt sich der abschließende Hinweis, daß nur HTLV III negative Blut- und Plasmaprodukte ausgegeben werden dürfen.

Es gibt derzeit noch (zu) viele falsch positive oder negative Ergebnisse (verschieden hoch je nach Test und Untersucher). (Western blot-Test wesentlich niedriger). (Z. B. 7 : 1, 5 : 1, ja 20 : 1 !!) So groß war die Streuung zwischen den teilnehmenden fünf Firmen (5 positiv bis 100 positiv am ersten Ringversuch). Dies hat sich bereits wesentlich gebessert.

Da die Blutkonserven aber im positiven Einzelfall so lange zurückbehalten werden müssen, bis auch das Ergebnis des Western blot vorliegt, werden doch viele Konserven (umsonst?) verfallen. Im besonderen gilt dies natürlich für die Frischbluttransfusion, sie ist nicht nur vermindert (Schnelltests) abgesichert gegen Lues und

Hepatitis B, sondern überhaupt nicht gegen HTLV III. Dabei kommt der Verantwortung des transfundierenden Arztes eine sehr große Bedeutung zu. (Eigentlich müßte Frischblut somit wegfallen.)

Bisherige HTLV III-Ergebnisse an Blutspendern

Amerikanische Rot-Kreuz-Blutspenderdienste
(bis 2. September 1985)

2 583 805 Spender

(0,07 HB_s-AG reaktiv)

primär EIA reaktiv 1%

wiederholbar reaktiv 0,25%
(53% Männer; 0,9% reaktiv HB_s-AG)

Western-Blot-positiv: 0,038%
(davon 93% Männer: 5,6% HB_s-AG-positiv)

Daher erwartet der Blutspendedienst (Rotes Kreuz — USA), unter 4 Millionen Spendern pro Jahr 10 000 EIA wiederholbar positive Spender, deren Blut ausgeschieden werden muß und 1600 EIA-positive/Western-Blot-positive, die HTLV III-Antikörper haben müssen.

Die Berücksichtigung dieser Tabellen zeigt, daß unter den Rot-Kreuz-Spendern 38 von 100 000 EIA positiv und Western-Blot positiv sein werden.

In Oklahoma fanden sich 33 Western-Blot-Positive unter 90 000 (= 35 auf 100 000).

In der BRD wurden bisher 700 000 Blutspender untersucht: Von den 0,1—0,2% im Elisa positiven Ergebnissen, verblieben im Western-Blot-Test nur 0,01—0,02% positiv = 1—2 auf 10 000. Dies deckt sich auch mit unseren Ergebnissen (einschließlich Plasmaspendern).

In Wien fanden sich 3—4 Western-Blot-Positive auf 10 000, unter 100 000 untersuchten Blutspendern. Graz und Linz zeigten ebenfalls (etwa 100 000 untersuchten Spendern) dieselben Zahlen.

Literatur

Brunet, J. B.: Stand der Ausbreitung von AIDS in Europa, JAMA *253*, 1106–1110 (1985). Deutsche Ausgabe: März 1985.

Deinhardt, F., et al.: AIDS — Was bleibt nach kritischer Durchsicht der Berichte? Deutsches Ärzteblatt *40*, 104 (1985).

Deinhardt, F.: Die Bedeutung menschlicher lymphotroper Retroviren für das Blutspendewesen. Bundesgesundheitsblatt (Wiesbaden) *28*, 3 (1985).

Fuchs, D., Hausen, A., Reisnegger, G., Reissigl, H., Schönitzer, D., Spira, Z., Wachter, H.: Urinary neopterin in the diagnosis of acquired immune deficiency syndrome. Research on AIDS. Europ. J. Clin. Microbiol. *3*, 69–71 (1984).

Leukola, J.: AIDS—new concern for blood transfusionists, Newsletter. Transfusion Intern. *33* (1983).

Möse, J. R.: Merkblatt AIDS. Januar 1985.

Miller, B.: AIDS-Risiko und Hepatitis B-Impfung. JAMA (deutsche Ausgabe) *4*, 291 (1985).

Quinn, Th. C.: Gedanken über die zukünftige Entwicklung von AIDS. JAMA *253*, 247–248 (1985).

Ratner, L., Gallo, R. C., Wong-Staal, F.: HTLV III, LAV, ARV sind Varianten desselben AIDS-Virus. Nature *313*, 636–637 (1985).

Schönitzer, D., et al.: Neopterin as a parameter for selection of blood donors. Biochem. Clin. Aspects of Pteridines *3*, 449 (1984).

Scott, G. B., Fischl, M. A., Klimas, N., Fletscher, M. A., Dickinson, G. M., Levine, R. S., Parks, W. P.: Mütter von Kindern mit einem erworbenen Immundefizit (AIDS), Hinweise auf symptomatische und asymptomatische Träger. JAMA *253*, 363–366 (1985).

Seidl, S., Kühnl, P.: Blutspender Screening zum Nachweis von HTLV III-Antikörp. Wiesbaden, März 1985 und OSS, Nov. 1985.

Selikoff, I. J., Teirstein, A. S., Hirschmann, Sh. Z.: Acquired immun deficiency syndrome. Ann. N.Y. Acad. Sci *437* (1984); AIDS Sonderheft. J. Austral. Oktober 27, 1984.

Velimirovic, B.: Blut und Blutderivate, Bundesgesundheitsblatt *28*, 13–19 (1985).

Velimirovic, B.: Epidemiologie von HTLV III in Europa. Vortrag, Wiesbaden, März 1985.

Weiss, St. H., Goedert, J. J., Sarngadharan, M. G., Bodner, A. J., Gallo, R. C., Blattner, W. A.: Suchtest für HTLV III (AIDS-Virus) Antikörper, Spezifität, Sensitivität und Anwendungsbeispiele, JAMA *253*, 221–225 (1985).

AABB News Briefs, Mai 1985, Vol. 8, Nr. 5–9.

AIDS News, Newsletters, Mai 1985. S. 19–20.
Centers for Disease Control, Atlanta: Stand der Ausbreitung von AIDS in Europa. JAMA *253*, 2021–2025 (1985).
Editorial, Blood Transfusion, Lancet *ii*, 711 (1984).
Implementation of Public Health. HTLV III, Food and Drug Administrations, Dept. of Health and Human Services, 19. Februar 1985.

Anschrift des Verfassers: Hofrat Prof. Dr. H. Reissigl, Zentralinstitut für Bluttransfusion und Immunologische Abteilung, Universitätskliniken Innsbruck, Anichstraße 35, A-6020 Innsbruck.

HTLV III-Antikörper bei Dialysepatienten in Österreich

W. Horak

II. Universitätsklinik für Gastroenterologie und Hepatologie, Wien (Vorstand: Prof. Dr. G. Grabner)

und *W. Kemenesi* sowie die Mitarbeiter der Österreichischen Dialyse-Multicenter-Studie (*M. Carniel,* Wiener Neustadt; *J. Kovarik,* Wien; *K. Löffelmann,* Mistelbach; *W. Mente,* Villach; *U. Neyer,* Feldkirch; *W. Pinggera,* Amstetten; *W. Pronai,* Eisenstadt; *R. Puchegger,* Wien; *A. Widetschek,* Horn)

Nachdem die US-Food-and-Drug-Administration Tests zum Nachweis von Antikörpern gegen das Humane T-Zell-Leukämievirus vom Typ III (HTLV III) freigegeben hatte (Weiss et al. 1985), ergab sich für uns die Möglichkeit infektionsgefährdete Risikogruppen hinsichtlich ihrer Durchseuchung mit HTLV III epidemiologisch zu untersuchen. Neben der Gruppe der männlichen Homosexuellen interessierten uns Dialysepatienten vor allem deshalb, weil diese Patienten durch zahlreiche Transfusionen Virusinfektionen in höherem Grade exponiert sind und — teils krankheitsbedingt, teils therapieinduziert — ein supprimiertes Immunsystem haben. So fanden wir bei Dialysepatienten eine hohe Durchseuchung mit dem Hepatitis-B-Virus und eine abgeschwächte Immunantwort nach Hepatitis-B-Impfung (Horak et al. 1984).

Da dies die erste in Österreich durchgeführte Studie mit dem

Anti-HTLV III-Test war, erwarteten wir aus den Ergebnissen auch Hinweise auf die Empfindlichkeit und Spezifität des verfügbaren Enzymimmunoassays (EIA).

Patienten und Methoden

Die 265 untersuchten Dialysepatienten (151 Männer, 114 Frauen) stammten aus neun Zentren aus verschiedensten Teilen Österreichs. Ihr durchschnittliches Alter betrug 52 a, die durchschnittliche bisherige Dialysedauer 2¾ a. Die weitaus meisten (227 Patienten) hatten noch nie eine Transplantation. Einmal transplantiert wurden 24 Patienten, zweimal neun Patienten und dreimal vier Patienten, während ein Patient bisher vier Transplantationen hatte. In allen Fällen waren zum Zeitpunkt der Untersuchung die Transplantate abgestoßen und die Patienten wieder ins chronische Dialyseprogramm aufgenommen. Ihr durchschnittliches Serum-Kreatinin betrug 11,6 mg/100 ml.

Als Kontrollgruppe wählten wir 309 konsekutive Patienten der Ambulanz für Gastroenterologie und Hepatologie. Diese litten an verschiedensten Erkrankungen des Verdauungstraktes, wie akute und chronische Hepatitis, Zirrhose, Fettleber, Hepatom, Ulcus duodeni und ventriculi, Colitis ulcerosa, Morbus Crohn, gastrointestinale Karzinome u. a.

Zum Nachweis der HTLV III-Antikörper verwendeten wir den EIA „Vironostika anti-HTLV III“ von Organon. Dieser Test enthält Virusantigen fixiert an die Festphase der Reagenzgefäße. Die in Abb. 1 gezeigte, durch die Peroxydasereaktion bewirkte, Farbentwicklung läuft nur dann ab, wenn das zugeführte Patientenserum HTLV III-Antikörper enthält. Die Farbintensität wird photometrisch gemessen und mit negativen und positiven Kontrollen verglichen. In allen Fällen wurden Doppelbestimmungen durchgeführt. Als positiv wurden nur Ergebnisse gewertet, die reproduzierbar einen eindeutigen Farbumschlag zeigten. Die Spezifität der positiven Ergebnisse wird derzeit mit der Western Blot-Methode überprüft.

Die Durchseuchung der Patienten mit Hepatitis-A und -B wurde durch die entsprechende EIAs (Organon) zum Nachweis der Hepatitisvirus Antigene und Antikörper bestimmt.

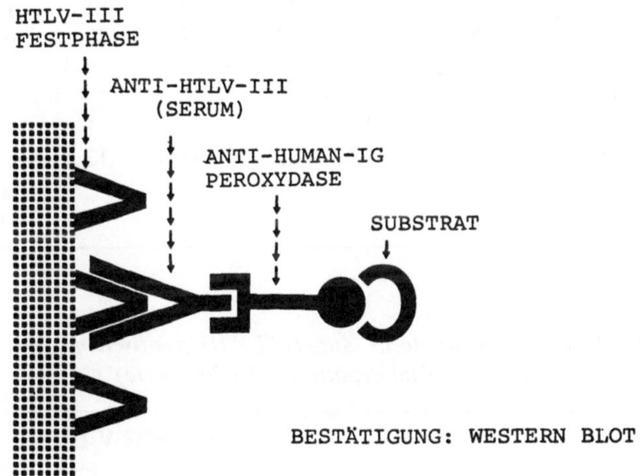

Abb. 1. *Schema des Enzymimmunoassays (EIA)*. An der Festphase des Reagenzgefäßes ist das HTLV III-Antigen (inaktiviertes Virus) fixiert. Enthält das Patientenserum Anti-HTLV III-Antikörper, werden diese an das Antigen gebunden. Der im folgenden Schritt zugegebenen Antikörper gegen humanes Immunoglobulin (von der Ziege), der mit Rettich-Peroxydase gekoppelt ist, bleibt nur dann an der Festphase haften, wenn zuvor Anti-HTLV III fixiert wurde. War das Patientenserum Anti-HTLV III negativ, haftet die Peroxydase nicht und wird mit dem nächsten Waschvorgang aus dem Reagenzgefäß gespült. Bei Anti-HTLV III positivem Serum bewirkt die fixierte Peroxydase eine Farbentwicklung des danach zugegebenen Substrates (Orthophenylendiamin), die photometrisch gemessen wird

Ergebnisse

Ein positiver Anti-HTLV III-Antikörpernachweis fand sich bei sechs der 265 Dialysepatienten (2,3%) und bei einem der 309 gastroenterologischen Ambulanzpatienten (0,3%). Letzterer Fall war ein 30jähriger männlicher Homosexueller. Die sechs Anti-

Tabelle 1. *Charakterisierung der sechs Anti-HTLV III positiven Dialysepatienten*

Pat. Nr.	201	305	504	509	611	802
Geschlecht	M	F	M	M	M	F
Alter (a)	57	48	27	28	39	45
Dialyse (a)	4½	8	6	¼	9½	5½
Transplantationen (n)	2	2	1	0	1	2
Kreatinin	9,1	13,6	12,4	11,3	12,2	7,8
HBsAg	—	—	—	+	+	+
Anti-HBc	+	+	+	+	+	+

Tabelle 2. *Vergleich der sechs Anti-HTLV III positiven mit den 259 negativen Dialysepatienten (Mittelwerte)*

	Anti-HTLV III	
	pos. (n = 6)	neg. (n = 259)
Geschlecht	66% M	57% M
Alter (a)	41	52
Dialysedauer (a)	5½	2¾
Transplantationen (n)	1,3	0,2
Kreatinin (mg%)	11,1	11,6
HBsAg (% pos.)	50	22
Anti-HBc (% pos.)	100	64

HTLV III positiven Dialysepatienten sind in Tab. 1 charakterisiert. Bemerkenswert ist, daß zwei dieser Fälle Frauen sind. Alle haben Anti-HBc-Antikörper als Ausdruck einer stattgehabten Hepatitis-B-Virusinfektion; fünf hatten bereits eine oder zwei Transplantationen. Vergleicht man die Anti-HTLV III positiven Dialysepatienten mit den negativen Fällen (Tab. 2), so zeigt sich, daß die positiven Patienten im Schnitt jünger waren, eine längere Dialysedauer hatten, häufiger transplantiert wurden und auch häufiger Hepatitis-B-Virusinfektionen hatten. Trotz der kleinen Zahl der Anti-HTLV III positiven Patienten war der Unterschied der früheren Transplantationen — fünf der sechs positiven (83%) gegenüber 33 von 259 Anti-HTLV III negativen Patienten (13%) — statistisch hochsignifikant ($p < 0.001$).

Diskussion

Die Ergebnisse dieser Studie zeigen, daß Personen, die keiner der bekannten Risikogruppen für HTLV III-Infektionen angehören, wie z. B. Patienten einer gastroenterologischen Ambulanz, in Österreich derzeit noch nicht bzw. kaum mit HTLV III durchseucht sind. Sieht man von dem einen Fall — der ja als männlicher Homosexueller einer Risikogruppe angehört (Hardy et al. 1985) — ab, so hatte keiner der verbleibenden 308 Ambulanzpatienten nachweisbare Anti-HTLV III-Antikörper. Dieses Ergebnis bedeutet aber auch, daß wir in keinem einzigen dieser Fälle ein falsch positives Testergebnis erhoben haben, obwohl die Patientensera sicherlich eine Vielzahl „immunologischer Störfaktoren", wie z. B. Rheumafaktor, Beta-2-Mikroglobulin und andere akute-Phase-Proteine enthielten.

Mit 2.3% fanden sich bei den Dialysepatienten signifikant häufiger positive Anti-HTLV III-Ergebnisse. Diese werden zur Zeit von uns mit Hilfe der Western Blot-Methode überprüft, da auch unspezifische Testreaktionen, z. B. durch die Anwesenheit von HLA DR4-Antikörpern (Kühnl et al. 1985) möglich wären. Das Ergebnis ist allerdings plausibel, da die Patienten als Multitransfundierte einer definierten Risikogruppe angehören.

Die hohe Hepatitis-B-Durchseuchung illustriert ja die Infektionsexposition dieser Patienten. Offensichtlich waren die Anti-HTLV III positiven Patienten stärker exponiert, da sie im Schnitt eine längere Dialysedauer und häufigere Hepatitis-B-Infektionen hatten. Trotzdem sind diese Patienten etwas jünger als die Anti-

HTLV III negativen, was mit der Beobachtung übereinstimmen würde, daß AIDS eine Erkrankung des jüngeren und frühen mittleren Lebensalters ist.

Der signifikante Einfluß der früheren abgestoßenen Transplantate konnte durch diese Studie erstmals aufgezeigt werden. Eine Erklärung, wodurch dabei die HTLV III-Infektion begünstigt wird, läßt sich aus unseren Ergebnissen nicht ableiten. Ist es das Transplantat selbst, die medikamentöse Immunsuppression oder die Abstoßungsreaktion?

Zur Beantwortung dieser Fragen haben wir begonnen, die Anti-HTLV III positiven Patienten detailliert immunologisch zu untersuchen, sie mit Nierentransplantierten mit intakten Transplantaten zu vergleichen und Nierentransplantierte im Zeitverlauf zu studieren.

Durch die Western Blot Analyse konnte das Vorliegen von Anti-HTLV III-Antikörpern nur in einem Fall (Pat. Nr. 201) bestätigt werden, während die übrigen 5 Fälle im Western Blot Anti-HTLV III negativ waren. Demnach betrug die tatsächliche HTLV III-Durchseuchung der Dialysepatienten nur 0.38%. Diese überraschend hohe Rate falsch positiver Ergebnisse steht im Gegensatz zu den anderen von uns untersuchten Personengruppen. Bei den gastroenterologischen Patienten wurde der eine im EIA Anti-HTLV III positive Fall durch Western Blot bestätigt; bei 318 von uns untersuchten männlichen Homosexuellen fanden wir mit dem EIA 68 Anti-HTLV III positive Fälle (Horak et al. 1985), von denen mit dem Western Blot 63 sicher, 3 fraglich und nur 2 nicht bestätigt werden konnten. Es dürfte demnach das Serum der Dialysepatienten — möglicherweise infolge der vorangegangenen Transplantatabstoßungen — Antikörper enthalten, die mit dem EIA Testsystem unspezifisch reagieren, sodaß bei diesen Patienten Bedingungen vorliegen, die bei anderen Personengruppen nicht in diesem Ausmaß zutreffen.

Literatur

Hardy, M., Allen, J. R., Morgan, W. M., Curran, J. W.: The Incidence of acquired immunodeficiency syndrome in selected populations. JAMA *253*, 215 (1985).

Horak, W., Leithner, Ch., Kemenesi, W., Pinggera, W.: Zur Wirksamkeit und Verträglichkeit der Hepatitis B-Impfung bei medizinischem Personal und bei Haemodialyse-Patienten. Wien. klin. Wschr. *96*, 161 (1984).

Horak, W., Kemenesi, W., Brandstätter, R., Brunnthaler, K., Dorda, W. und die Mitarbeiter der Österreichischen Dialyse-Multicenter-Studie: HTLV III-Antikörper bei Risikogruppen in Österreich. Wien. klin. Wschr. *97*, 672 (1985).

Kühnl, P., Seidl, S., Holzberger, G.: HLA DR4 antibodies cause positive HTLV III antibody ELISA results. Lancet *i*, 1222 (1985).

Weiss, H. S., Goedert, J. J., Sarngadharan, M. G., Bodner, A. J., Gallo, R. C., Blattner, W. A.: Screening Test for HTLV III (AIDS-Agent) antibodies. JAMA *253*, 221 (1985).

Anschrift des Verfassers: Prof. Dr. W. Horak, II. Universitätsklinik für Gastroenterologie und Hepatologie, Garnisongasse 13, A-1090 Wien.

Neopterin — ein Marker für den zellulären Immunstatus — Bedeutung bei AIDS, ARC und AIDS-Risikogruppen

D. Fuchs und *H. Wachter*
Institut für Medizinische Chemie und Biochemie
(Vorstand: Prof. Dr. H. Wachter) der Universität Innsbruck

AIDS

Das erworbene Immundefektsyndrom (acquired immune deficiency syndrome, AIDS) ist eine neue, epidemische Form von Immundefizienz, über die 1981 erstmals aus den USA berichtet wurde [1—3]. Bis heute sind weltweit etwa 15000 AIDS-Erkrankungen gemeldet, davon sind mehr als 90% in den USA registriert. Etwa 50% der AIDS-Patienten sind bereits verstorben. Die Ausbreitung ist nach wie vor unvermindert, die Zahl der gemeldeten Fälle verdoppelt sich innerhalb von acht Monaten.

Eine Reihe von immunologischen Abnormalitäten prägt das Krankheitsbild von AIDS. Der herausragende Befund besteht in einer quantitativen Verminderung von T4-Zellen. Daraus ergibt sich eine Umkehr des Verhältnisses der T4-Helfer/T8-Suppressor-Lymphozyten. T4-Zellen sind T-Lymphozyten, deren immunologische Funktion die Erkennung von Antigenen gemeinsam mit sogenannten Klasse-II-Haupthistokompatibilitätskomplexantigenen, HLA-D, ist [4]. Sie können durch monoklonale Antikörper — T4 oder Leu 3 — erkannt werden. Weiters ist die Reaktion gegen

„recall"-Antigene (z. B. Tine-Test) stark verringert. Immunglobuline im Serum sind erhöht. Die in vitro Reaktivität der T-Lymphozyten ist ebenfalls stark herabgesetzt. Neben immunologischen Abnormalitäten können auch schwere zerebrale Schädigungen auftreten.

CDC-Definition: Nach der Definition der Centers for Disease Control (CDC) in Atlanta, GA, ist AIDS klinisch charakterisiert durch opportunistische Infektionen mit Protozoen (z. B. Pneumocystis carinii, Toxoplasma gondii), Viren (z. B. Zytomegalie, Herpes simplex) oder Bakterien (typische und atypische Mykobakterien) und/oder durch maligne Erkrankungen (überwiegend Kaposi-Sarkom). Bekannte Gründe für zelluläre Immundefekte (z. B. Corticosteroidtherapie, immunosuppressive oder zytotoxische Therapie) müssen bei den Patienten ausgeschlossen werden.

Pre-AIDS, AIDS-related complex, Lymphadenopathie-Syndrom (LAS)

Bevor die volle AIDS-Erkrankung ausbricht, wird ein Vorstadium beobachtet, das in der Literatur unter verschiedenen Namen beschrieben wird. Dieses Krankheitsbild ist charakterisiert durch generalisierte Lymphadenopathie, Diarrhoe und Gewichtsverlust, dauerndes oder intermittierendes Fieber, Nachtschweiß und Müdigkeit [5]. Wichtig ist, daß es sich bei diesen Symptomen nicht um ein Prodromalstadium von AIDS handeln muß, da diese auch von selbst wieder abklingen können.

AIDS-Risikogruppen

Seit Beginn des Auftretens von AIDS ist die Verteilung auf bestimmte Gruppen nahezu unverändert: 73% der gemeldeten AIDS-Fälle betrafen homosexuelle oder bisexuelle Männer, 17% Drogensüchtige, 1% Hämophile und 1% erkrankten nach Bluttransfusionen. Daneben wird AIDS in den USA vermehrt bei Einwanderern aus Haiti und in Europa bei Einwanderern aus Zentralafrika (vor allem aus Zaire) diagnostiziert.

LAV/HTLV III

Abgesehen von den letzten beiden Bevölkerungsgruppen tritt AIDS besonders in Gruppen auf, in denen auch Infektionen mit Hepatitisviren ein dominierendes Problem darstellen. Dieser und andere Befunde wiesen darauf hin, daß auch AIDS durch ein mittels Blut und Blutprodukten übertragbares Agens verursacht wird. Der Erreger von AIDS konnte schließlich als ein menschliches Retrovirus, also ein RNA-Virus mit reverser Transkriptase, identifiziert werden. Es wurde als Lymphadenopathie-assoziiertes Virus (LAV) bezeichnet [6], die geläufigere Bezeichnung ist inzwischen humanes T-Zell-lymphotropes Virus Typ III (HTLV III) geworden [7]. Diese Bezeichnung wurde in Analogie zu zwei anderen bekannten menschlichen Retroviren gewählt. Gemeinsamkeiten in der Genstruktur zwischen LAV/HTLV III und HTLV I bzw. II (beides sind Leukämie verursachende Viren) sind aber eher gering [8].

Das Virus konnte aus mehr als 90% von untersuchten AIDS-Patienten isoliert werden [9]. Die experimentelle Infektion von Schimpansen wurde versucht, glückte aber nur nach in-vitro-Kultivierung der Viren. LAV/HTLV III konnte aus den Lymphozyten der Tiere isoliert werden, auch Antikörper gegen das Virus konnten nachgewiesen werden. Die Entwicklung von manifestem AIDS konnte aber noch nicht beobachtet werden [10, 11].

LAV/HTLV III-Antikörper-Suchtest

Einige Wochen nach der Infektion treten Antikörper gegen LAV/HTLV III im Blut auf und bleiben für Jahre bestehen. Nachdem es gelungen ist, LAV/HTLV III in Leukämiezellen (H 9-Zellen) zu etablieren, wurde es möglich, einen Routinetest für LAV/HTLV III-Antikörper zu entwickeln [12]. Da der eingesetzte ELISA-(enzyme linked immunosorbent assay)-Screening-Test zwar äußerst sensitiv, aber nicht ausreichend spezifisch ist, müssen positive ELISA-Tests durch ein weiteres, spezifischeres Verfahren (z. B. Western Blot) abgesichert werden. Mit der Einführung des ELISA-Tests zum Screening von Blutspendern konnte das Risiko für eine Übertragung auf diesem Weg sehr stark reduziert werden. Da beim Screening-Test auch sogenannte falsch-negative Befunde bekannt sind, ist das Risiko aber mit Sicherheit nicht vollständig ausgeräumt: z. B. konnten mit anderen Techniken bei ELISA-negativen Personen LAV/HTLV III-Antikörper nachgewiesen werden [13], darüber hinaus konnte sogar aus Antikörper-negativen Personen LAV/HTLV III isoliert werden [14]. Mit den verschiedenen Testverfahren konnte für die Risikogruppen in den USA, aber auch in Europa, eine hohe Rate von Seropositiven (bis 85% bei Hämophilen) gezeigt werden. Auch Prostituierte zeigen immer häufiger seropositive Befunde.

Ein positiver Antikörper-Test zeigt mit hoher Wahrscheinlichkeit an, daß die untersuchte Person zu Kontakt mit LAV/HTLV III kam. Theoretisch könnten nachweisbare Antikörper die erfolgreiche Beherrschung der Infektion anzeigen, andererseits muß davon ausgegangen werden, daß Antikörperträger möglicherweise auf Lebenszeit als Überträger von LAV/HTLV III in Frage kommen. Es ist anzunehmen, daß es auch falsch-positive Befunde gibt. Aus diesem Grund sind u. a. Konsequenzen auf Grund eines auch wiederholten positiven Test-Ergebnisses nicht unumstritten.

Nach Schätzungen entwickeln zwischen 4 und 20% der Antikörperpositiven innerhalb der nächsten fünf Jahre AIDS, wobei diese Schätzungen sich auf Angehörige von Risikogruppen beziehen. Wichtig ist zusätzlich die Beobachtung, daß mit der Progredienz der Erkrankung der Antikörpertiter abnehmen kann und bei AIDS-Patienten im Finalstadium fallweise Antikörper völlig fehlen.

Übertragung von LAV/HTLV III

Nachdem noch kein wirkungsvolles Therapiekonzept gegen den Immundefekt existiert, ist die Prävention der Ausbreitung von LAV/HTLV III oberstes Gebot. Das amerikanische Beispiel zeigt, daß die Verbreitung des Virus innerhalb der Risikogruppen extrem schnell vor sich geht. LAV/HTLV III konnte in allen Körperflüssigkeiten wie Blut, Samenflüssigkeit, Harn, Tränenflüssigkeit und Speichel nachgewiesen werden, ist aber außerhalb des Organismus nur kurze Zeit lebensfähig und durch Desinfektionsmittel inaktivierbar. Die Übertragung ist dementsprechend nur bei intensivem Kontakt möglich.

Eine Übertragung durch Stechmücken wie z. B. Moskitos ist in den tropischen Ländern nicht auszuschließen, sie könnte u. a. Ursache für die geschlechtlich nicht unterschiedliche Verteilung von LAV/HTLV III-Antikörper-Trägern in Zentralafrika sein.

Neopterin

Neopterin gehört zur Stoffklasse der Pteridine. Folsäure und Flavine sind die bekanntesten konjugierten Pteridine. Von unkonjugierten Pteridinen ist eine biochemische Relevanz bisher nur für reduzierte Formen des Biopterin bekannt: Tetrahydrobiopterin ist ein Cofaktor bei enzymatischen Hydroxylierungen von aromatischen Aminosäuren [15]. Das Krankheitsbild der sehr seltenen atypischen Phenylketonurie (weltweit sind nur einige wenige Krankheitsfälle bekannt) [16], geht auf das Fehlen dieses Cofaktors der Phenylalaninhydroxylase zurück. Die Hydroxylierung von Phenylalanin zu DOPA tritt nicht ein, die Neurotransmittersynthese ist damit unterbrochen. Schwere neurologische Störungen sind die Folge. Für den ersten Schritt der Serotoninsynthese, die Hydroxylierung von Tryptophan, ist ebenfalls Tetrahydrobiopterin als Cofaktor notwendig.

Pteridine werden aus Guanosintriphosphat (GTP) durch GTP-Cyclohydrolase gebildet (Abb. 1), wobei nach Ringöffnung des GTP, Abspaltung einer Carboxylgruppe und Amadori-Umlagerung der Zuckerkette mit anschließender Wasserabspaltung als erstes Produkt 7,8-Dihydroneopterintriphosphat entsteht [17]. Daraus wird durch ein Phosphat eliminierendes Enzym (PEE) 7,8-Dihydrobiopterin gebildet [18]. Die Reduktion zu 5,6,7,8-Tetrahydrobiopterin erfolgt durch eine Dihydropteridinreduktase [16].

Im Falle der atypischen Phenylketonurie kann entweder die Synthese der Pteridine schon auf der Ebene der GTP-Cyclohydrolase unterbrochen sein oder erst unterhalb der Dihydroneopterintriphosphat-Zwischenstufe. Im letzteren Fall werden erhöhte Neopterinwerte in Blut und Serum der Kinder gefunden [19].

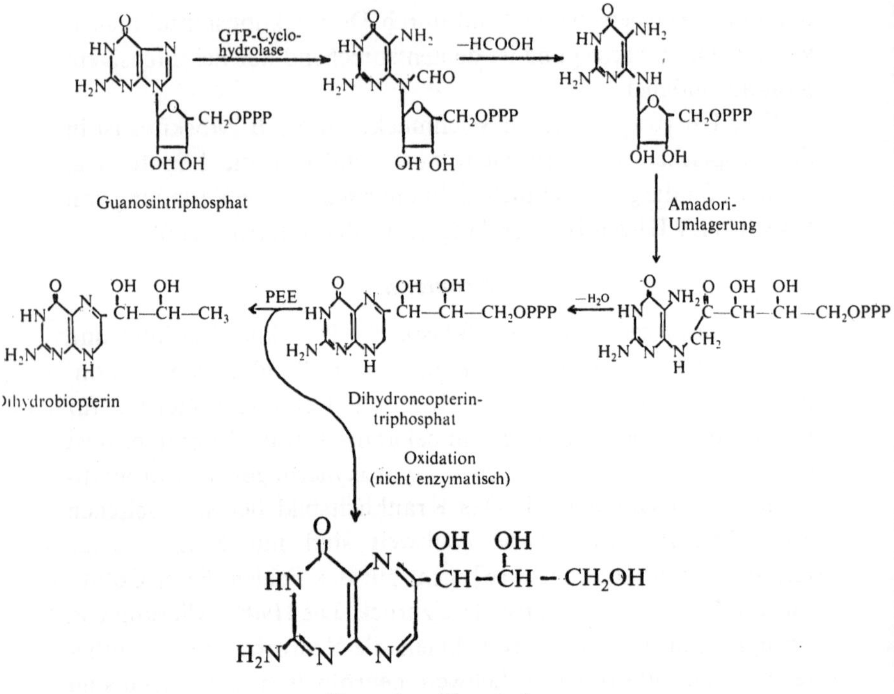

GTP-Cyclo-hydrolase

−HCOOH

Guanosintriphosphat

Amadori-Umlagerung

$-H_2O$

PEE

Dihydrobiopterin

Dihydroneopterin-triphosphat

Oxidation (nicht enzymatisch)

D-erythro-Neopterin

Abb. 1. Biosynthese von Pteridinen

Neopterinbestimmung

Im Jahre 1979 wurde erstmals auf die mögliche Bedeutung des Neopterin bei malignen Erkrankungen und Virusinfektionen hingewiesen [20]. Zur schnellen und einfachen Bestimmung wurde ein HPLC-(Hochdruckflüssigkeitschromatographie)-Verfahren optimiert und weitgehend automatisiert [21, 22]. In einem Lauf können dabei aus wenigen μl Urin Neopterin durch Fluoreszenzmessung und Kreatinin durch UV-Absorptionsmessung simultan quantifiziert werden. Neopterin wird auf Kreatinin bezogen, um physiologische Unterschiede in der Harnkonzentration auszugleichen. Da nur die nichtreduzierte Form des Neopterin durch Fluoreszenzmessung detektiert werden kann und in der Probenvorbereitung kein oxidativer Schritt vollzogen wird, wird bei dieser Methode die Miterfassung von reduziert vorliegendem Neopterin (7,8-Dihydroneopterin, 5,6,7,8-Tetrahydroneopterin) ausgeschlossen. Diese Methode hat Vorteile gegenüber der Messung der Summe aller Formen und liefert bessere Aussagen als diese: Die Methode ist einfacher, die direkte Quantifizierung ist mit weniger Fehlern behaftet (angewendete Oxidationsverfahren sind nicht ausreichend quantitativ), das „Handling" der Proben ist weniger problematisch (7,8-Dihydroneopterin ist äußerst instabil), Lichtschutz der Proben ist ausreichend, der Postversand ist möglich.

Eine Methode zur direkten Bestimmung der Serumneopterinspiegel mittels HPLC wurde ebenfalls erarbeitet [23].

Zur Neopterinbestimmung aus Serum steht außerdem ein Radioimmunoassay (Fa. Henning, Berlin) zur Verfügung. Neueste Untersuchungen zeigen eine gute Korrelation zwischen Serum- und Harnwerten auf [25].

Normalwerte

Aus dem ersten Morgenharn von 566 augenscheinlich Gesunden wurden Normalwerte erhoben [26, 27]. Es ergab sich eine leichte Alters- und Geschlechtsabhängigkeit. Die oberen Toleranzgrenzen für μmol Neopterin pro mol Kreatinin sind für die verschiedenen Alters- und Geschlechtsgruppen in Tab. 1 angegeben und inkludieren damit 97,5% der Gesunden. Die aus dem ersten Morgenharn bestimmten Werte sind üblicherweise etwas höher als der Tagesverlauf [22]. Mit dem Radioimmunoassay wurden die Serum-Neopterin-Konzentrationen von weiteren 638 augenscheinlich Gesunden bestimmt [25]. Frauen (4,8 nmol/l) zeigen dabei geringfügig niedrigere Werte als Männer (5,1 nmol/l), der Unterschied ist aber statistisch nicht signifikant. Die obere Toleranzgrenze (x + 2,5 SD) errechnete sich demzufolge geschlechtsunabhängig mit 9,1 nmol/l Neopterin für Personen zwischen 19 und 75 Jahren. Für Kinder (11,82 nmol/l) und für Personen älter als 75 Jahre (18,7 nmol/l)

Tabelle 1. *Durchschnittliche Neopterinwerte und obere Toleranzgrenzen von gesunden Personen*

Anzahl der Personen	Alter (Jahre)	Geschlecht	x̄	SD	obere Toleranzgrenze
13	1—3 11/12	m, w	267	94	432
25	4—6 11/12	m, w	226	76	405
55	7—11 11/12	m, w	181	73	374
45	12—14 11/12	m, w	171	73	343
11	15—18	m, w	144	65	320
42	18—25	m	123	30	195
29	26—35	m	101	33	182
41	36—45	m	109	28	176
32	46—55	m	105	36	197
31	56—65	m	119	39	218
33	>65	m	133	38	229
55	18—25	w	128	33	208
28	26—35	w	124	33	209
31	36—45	w	140	39	239
28	46—55	w	147	32	229
26	56—65	w	156	35	249
41	>65	w	151	40	251

Abkürzungen: m = männlich; w = weiblich; x̄ = Durchschnittswert (μmol Neopterin/mol Kreatinin); SD = Standardabweichung (μmol Neopterin/mol Kreatinin).

ergeben sich höhere Grenzen. Mit der neu entwickelten HPLC-Methode zur Serum-Neopterinbestimmung ergibt sich eine gute Korrelation zu den RIA-Werten [25].

Neopterin-Clearence

Aus den Serum- (4,9 nmol/l) und Harnnormalwerten (1,58 μmol/1,21 = Tagesausscheidung) [22] läßt sich die glomeruläre Filtrationsrate des Neopterin für eine männliche Person zwischen 18 und 51 Jahren mit zirka 225 ml/min abschätzen. Dieser Wert spricht für eine Sekretion von Neopterin zusätzlich zur Filtration (reine Filtration von z. B. Inulin: 120 ml/min). Eine de-novo-Synthese in der Niere ist nicht auszuschließen, auch könnte eine eventuelle Verschiebung im Verhältnis Neopterin/Dihydroneopterin durch Oxidation eine sekretorische Leistung der Niere vortäuschen. Gegen diese Annahme spricht die annähernd gleich große glomeruläre Filtrationsrate für die totale Neopterinmenge [28].

Immunologische Grundlagen der Neopterinausscheidung

Schon in der ersten Publikation wurde auf die Parallelität zwischen erhöhten Neopterinwerten bei malignen Erkrankungen und Virusinfektionen hingewiesen [20]. Da zusätzlich bei benignen Erkrankungen, die mit proliferativen Prozessen einhergehen (z. B. hämolytische Anämie, gutartige Tumore), normale Neopterinausscheidung gefunden wurde, verstärkte sich die Ansicht, daß die gemeinsame Basis für erhöhte Neopterinwerte die Aktivierung zellulärer Immunprozesse sein könnte [29], da die Abwehr von virus- bzw. tumortransformierten Zellen in den Bereich der zellulären Immunabwehr fällt. Schon die ersten Untersuchungen in der gemischten Lymphozytenkultur bestätigten diese Meinung. Die Aktivierung von T-Lymphozyten führt zu massiver Neopterinproduktion [30, 31]. Nachdem klar wurde, daß nicht T-Lymphozyten selbst für die Neopterinsekretion in Frage kommen, konnten in weiteren Untersuchungen die Monozyten/Makrophagen als die Neopterin ausscheidenden und produzierenden Zellen im Verlauf zellulärer Immunaktivierung [32] gefunden werden. Wenn T-Lymphozyten immunologisch aktiviert werden, scheiden sie unter anderem Interferon-gamma aus, und nur dieses Lymphokin induziert Monozyten/Makrophagen zur Neopterinsekretion (Tab. 2). Aktivierung anderer Blutzellen führt nicht zu meßbarer Neopterinausscheidung (Neopterin < 1 nmol/l). Alle Immunprozesse, die mit einer Aktivierung der Lymphozyten/Makrophagen-Achse einhergehen, werden durch erhöhte Neopterinwerte angezeigt.

Tabelle 2. *Interferon gamma induziert Makrophagen zur Neopterinfreisetzung*

	Aktivierung	Neopterin
periphere mononukleäre Blutzellen	allogene Zellen	+
	Lektine (PHA, Con A)	(+)
T-Zell-Klone	Lymphoblastoide Zellinien	—
	Lektine (PHA, Con A)	–
Monozyten/Makrophagen	Überstände von	
	● alloantigen aktivierten T-Zellen	+
	● rastenden T-Zellen	—
	r-Interferon gamma (10 U/ml)	+
	r-Interferon alpha 2 (1000 U/ml)	(+)
	Interferon beta (1000 U/ml)	—
	Überstände von alloantigen (oder PHA) aktivierten T-Zellen und monoklonale Antikörper gegen	
	● Interferon gamma (25 μg/ml)	—
	● Interferon $alpha_{2,4}$ (—125 μg/ml)	+

Die Ursache für das Auftreten von Neopterin ist nicht geklärt. Oxidiertes Neopterin scheint im Biosyntheseweg selbst nicht auf, das Auftreten könnte aber mit der Aktivierung oxidativer Metabolismen in Monozyten/Makrophagen zu tun haben. Auch eine Funktion innerhalb der immunologischen Regelkreise wäre denkbar.

Die Bedeutung der Neopterinbestimmung bei Prozessen, die mit zellulärer Immunaktivierung einhergehen

Dem in-vitro-Modell entsprechend sind Abstoßungskrisen bei *Allotransplantatempfängern* mit erhöhten Harnneopterinwerten assoziiert. Abstoßungsreaktionen werden bis sieben Tage (Durchschnitt zwei Tage) vor klinisch faßbaren Symptomen angezeigt [33, 34]. Wichtig ist, daß die hohe Sensitivität auch unter Cyclosporin-A-Therapie gefunden wird.

Bei *Virusinfektionen* wurden massiv erhöhte Neopterinwerte beobachtet [20, 35], und zwar zu einem Zeitpunkt, bevor Antikörper-Titer meßbar sind. Es werden auch für das Blutspendewesen problematische Infektionen wie Zytomegalie, Hepatitis (A, B, non A — non B), angezeigt. HBs-Antigen-Träger haben weitgehend normale Neopterinausscheidung.

Infektionen mit intrazellulär lebenden Bakterien, Parasiten (z. B. Malaria) und *Pilzen* gehen mit erhöhten Neopterinwerten einher. Von Bedeutung für das Verhindern von Transfusionsmalaria ist, daß auch bei Kindern mit geringgradiger Parasitämie erhöhte Werte gefunden werden [36]. Bei Patienten mit *Lungentuberkulose* ist Neopterin besonders gut korreliert mit der Krankheitsaktivität [37, 38]: Das Ansprechen der Therapie wird ohne Verzögerung durch abfallende Neopterinwerte angezeigt.

Die akuten Phasen von autoaggressiven Erkrankungen wie *rheumatoide Arthritis* [39], *Colitis ulcerosa* [40] oder *Morbus Crohn* [41] können sehr sensitiv durch Neopterinerhöhungen erfaßt werden.

Allergien vom verzögerten Typ (*Kontaktdermatitis*) ergeben einen Neopterinanstieg [35]. Bei *Zöliakie* (Gluten-Intoleranz) ist Neopterin ein ausgezeichneter Aktivitätsparameter [42].

Auch bei *Tumorerkrankungen* kann der Neopterinwert wichtige Informationen liefern, obwohl Neopterin kein „Tumormarker“ im strengen Sinn ist. Bei *Leukämien* und *Lymphomen* werden die höchsten Treffsicherheiten des Markers (bis zu 96% erhöhte Werte) beobachtet. Die Werte sind mit dem Stadium der Erkrankung korreliert. Remissionen werden durch weitgehend normale Werte angezeigt [43]. Speziell bei Tumoren des Urogenitaltrakts, bei *Prostata-* und *Blasenkarzinomen,* ist eine gute Abgrenzung zwischen verschiedenen Stadien durch Neopterin möglich [44]. Von den untersuchten gynäkologischen Tumoren ist beim Ovarialkarzinom die Treffsicherheit mit 81% am höchsten [45].

Für prätherapeutisch erhobene Neopterinwerte wurde bei gynäkologischen Tumoren eine hohe *prognostische Signifikanz* gezeigt [46]. Dieses Ergebnis bestätigt sich in der Verlaufskontrolle, wo Rezidive und Metastasen durch steigende Neopterinwerte angezeigt werden.

Auch bei *chirurgischen Tumoren* (Lunge, Pankreas, Galle, Gastrointestinaltrakt) ist eine prognostische Bedeutung des Neopterin zu erwarten [47, 48].

Bei *kindlichen Tumoren* ergab sich insgesamt eine hohe Treffsicherheit des Neopterinwertes, ausgenommen bei Sarkomen [27, 49].

Beim *Mammakarzinom* [50] und bei *Tumoren des Kopf-Hals-Bereiches* [51] ist der Prozentsatz erhöhter Neopterinwerte mit zirka 25% gering.

Insgesamt ist bei Tumorerkrankungen die prognostische Bedeutung des Neopterin hervorzuheben und die Wertigkeit, die sich auf Grund der hohen Sensitivität zur Remissionssicherung in Verlaufskontrollen ergibt [52, 53].

Da Neopterin jede Aktivierung der T-Lymphozyten/Makrophagen-Achse sensibel anzeigt [32], ist es zur Überwachung immunostimulierender therapeutischer Maßnahmen geeignet. Einerseits konnte gezeigt werden, daß die in-vivo-Applikation von Interferon alpha innerhalb weniger Stunden von einem Neopterinanstieg gefolgt wird [54—56]. Weitere Studien zeigten, daß mit dem maximalen Neopterinwert nach Interferon-Administration offensichtlich eine maximale immunologische Aktivierung verbunden ist: Bei Patienten mit Haarzelleukämien konnten mit wesentlich geringeren Dosen (500 000—800 000 U), als sie üblicherweise verwendet werden (3×10^6 U), bereits gleiche Behandlungserfolge demonstriert werden [57]. Die Dosis wurde durch Steigerung, bis ein Plateau in den Neopterinwerten gefunden wurde, ermittelt.

Neopterin bei AIDS-Patienten

Auf Grund der Vermutung einer viralen Pathogenese von AIDS begannen wir im Jahre 1983 mit unseren Untersuchungen und zeigten in Zusammenarbeit mit den CDC in Atlanta erhöhte Neopterinwerte im Harn von AIDS-Patienten [58, 59]. Erhöhte Neopterinwerte konnten auch im Serum von AIDS-Patienten nachgewiesen werden [60]. Diese Ergebnisse wurden inzwischen mehrfach bestätigt [61—64]. Die Werte sind korreliert mit der Progredienz der Erkrankung. Massiv erhöhte Werte werden unabhängig von opportunistischen Infektionen beobachtet [58, 59]. Die Sensitivität des Parameters ist mit nahezu 100% optimal [58, 59, 64]; er wird deshalb auch als zusätzliches Diagnosehilfsmittel in einigen Ländern Europas verwendet [65, 66]. Nur etwa 80% von AIDS-Patienten sind LAV/HTLV III-Antikörper positiv [67]. Obwohl ein erhöhter Neopterinwert nicht spezifisch für AIDS ist, ist Neopterin ein zusätzlicher immunologischer Laborparameter für die Diagnose der Erkrankung.

Neopterin bei Patienten mit Lymphadenopathie-Syndrom (LAS)

Auch beim Prodromalstadium von AIDS werden mit hoher Inzidenz erhöhte Neopterinwerte gefunden [58—61, 63, 64]. Eine Korrelation der Helfer/Suppressor-T-Zell-Ratio zur Neopterinerhöhung besteht [61,68]. Die Ergebnisse in Kombination mit den jetzt zu Verfügung stehenden Antikörper-Tests führen zu noch wesentlich klareren Aussagen. Gerade Patienten mit generalisierter Lymphadenopathie und negativem LAV/HTLV III-Antikörper-Befund zeigen auch in hohem Maß normale Neopterinwerte, so daß zu rechnen ist, daß die Sensibilität von Neopterin für Lymphadenopathiesyndrom als Ausdruck einer Vorstufe von AIDS ähnlich hoch ist wie für AIDS selbst. Eine Abgrenzung von Patienten mit generalisierter Lymphadenopathie nicht-viraler Genese sollte in vielen Fällen möglich sein. Die Progredienz von LAS zur AIDS-Erkrankung wird durch Neopterin angezeigt [64].

Neopterin bei AIDS-Risikogruppen

Erhöhte Neopterinwerte werden auch bei AIDS-Risikogruppen beobachtet [59, 63, 68—72]. Wie aus Tab. 3 ersichtlich ist, ist der Prozentsatz erhöhter Neopterinwerte vor allem bei intravenös Drogenabhängigen mit etwa 68% sehr hoch [63, 68—70]. Bei Homosexuellen wurden nur bei 33% erhöhte Neopterinwerte beobachtet [69, 70]. Die erhöhten Neopterinwerte sind dabei mit der Zahl der Partner bei rezeptivem Analverkehr korreliert (Abb. 2), durchgemachte Infektionen (Hepatitis B, venerische Erkrankun-

Tabelle 3. *Neopterinausscheidung von AIDS-Patienten und Personen aus Risikogruppen*

Kollektiv	Zahl der Probanden n	μmol Neopterin / mol Kreatinin $\bar{x}$ SD
AIDS	38	1 088 ± 838
Generalisierte Lymphadenopathie	64	378 ± 235
Homosexuelle	32	181 ± 107
Hämophile	44	472 ± 457
Drogenabhängige (intravenös)	72	282 ± 138
Drogenabhängige (nichtintravenös)	22	158 ± 47

gen) sind nicht signifikant korreliert. Auch bei intravenös Drogenabhängigen ergab sich kein Zusammenhang zu früheren Infektionen und Neopterin. Da diese Untersuchungen zu einem Zeitpunkt

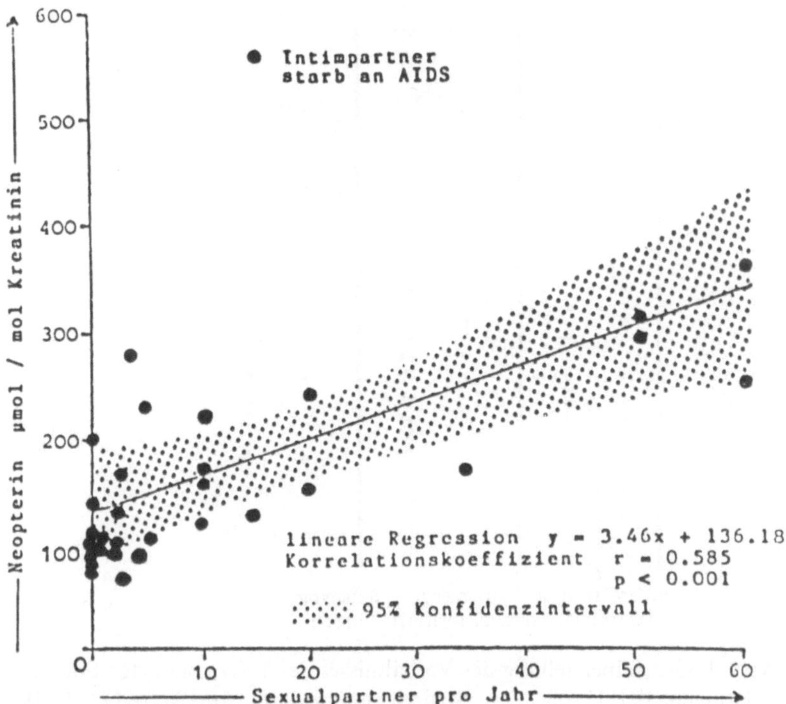

Abb. 2. Neopterinausscheidung von männlichen Homosexuellen (n = 32) in Abhängigkeit von der Zahl der Partner mit rezeptivem Analverkehr

(1983) begonnen wurden, wo in Europa nachträglich eine relativ geringe Verseuchung der Risikogruppen mit LAV/HTLV III erhoben wurde [72, 73], war klar, daß der erhobene Prozentsatz erhöhter Neopterinwerte in Risikogruppen nicht allein durch die bereits erfolgte Infektion mit LAV/HTLV III erklärt werden konnte. Neueste Untersuchungen an Hämophilen [74] und intravenös Drogenabhängigen [68, 75, 76] bestätigen, daß eine belastete

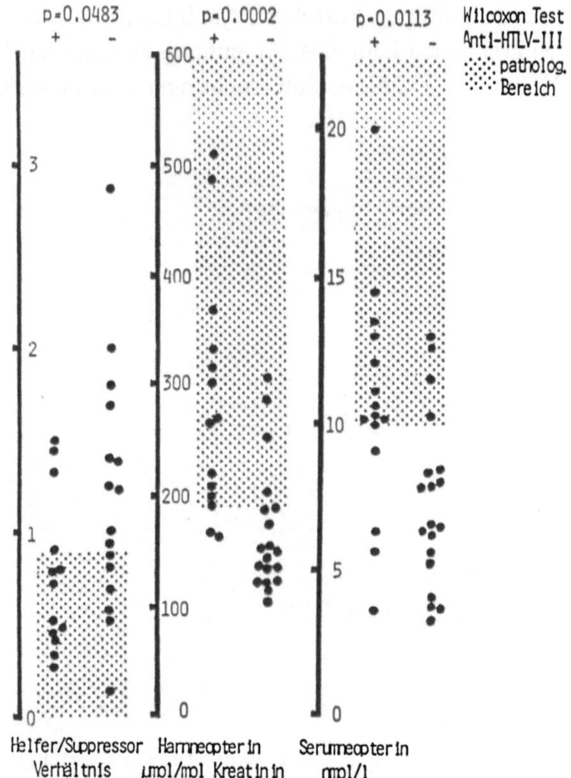

Abb. 3. Gegenüberstellung des Verhältnisses der T-Lymphozyten Subpopulationen, der Harn- bzw. Serumneopterinwerte von Anti-HTLV III positiven und negativen intravenös Drogenabhängigen

zelluläre Immunsituation (hohes Neopterin, niedrige Helfer-Suppressor-T-Zell Ratio) auch bei Seronegativen bezüglich LAV/HTLV III-Antikörper besteht. So konnte bei intravenös Drogenabhängigen gezeigt werden, daß zwar eine ausgeprägte Korrelation zwischen LAV/HTLV III-Seropositivität und Neopterinerhöhung besteht (Abb. 3), daß aber eine belastete Immunsituation (Neopterin und/oder T 4/T 8-Ratio abnormal) teilweise ohne Serokonversion existiert. Umgekehrt wurde bei 2/14 seropositiven Drogenabhängigen normales Neopterin und bei 4/13 normale

Ratio gefunden [68, 75, 76]. Alle Untersuchten waren frei von klinischen Symptomen.

An Hämophilie-Patienten konnte einerseits ein hoher Prozentsatz an Verseuchung mit LAV/HTLV III in Österreich festgestellt werden (9/10 seropositiv für LAV/HTLV III-Antikörper), zusätzlich zeigt auch hier der seronegative Patient abnormale immunologische Befunde (erhöhtes IgG, IgA und Neopterin; T 4/T 8-Ratio erniedrigt). Bei zwei seropositiven Patienten wurden normale Neopterinwerte gefunden. Bei allen untersuchten Hämophilie-Patienten, einschließlich des seronegativen, kam es während des Beobachtungszeitraumes von 1½ Jahren zu einem progredienten Ansteigen vor allem von Neopterin und IgG-Werten (Abb. 4).

Diese Befunde stehen in engem Zusammenhang mit Ergebnissen, die in anderen Studien erhoben wurden: Bei Homosexuellen konnte eine immunologische Aktivierung durch Alloreaktion gegen Spermien gezeigt werden [77]. Bei Hämophilen, die durch Substitution mit Gerinnungsfaktoren behandelt wurden, wurde eine immunologische Belastung durch die Administration der Blutprodukte demonstriert [78]. Bei Drogenabhängigen traten schon vor dem Auftreten von LAV/HTLV III Hinweise auf eine beeinträchtigte Immunlage auf [79]. Es gibt Hinweise, daß neben häufigen Infektionen hauptsächlich die parenterale Applikation von Drogen und bestimmten Streckmitteln wie Milchpulver die Ursache für diese immunologische Aktivierung darstellt [80]. Anhand erhöhter Neopterinwerte konnte bei Angehörigen aller Risikogruppen für AIDS diese aktivierte Immunlage (auch bei LAV/HTLV III-Antikörper-Negativen) gezeigt werden [68—70, 74]. Weiters wurde bewiesen, daß es im Verlauf nach Bluttransfusionen zu einer teilweise sehr massiven, transienten immunologischen Aktivierung der Patienten kommt [80]. Andererseits zeigen nicht alle LAV/HTLV III-Antikörperträger immunologische Abnormalitäten [68].

Unsere Befunde und andere belegen, daß in den Risikogruppen neben der hohen Wahrscheinlichkeit des Kontaktes mit LAV/HTLV III noch eine weitere immunologische Disposition für die Entwicklung von AIDS existiert.

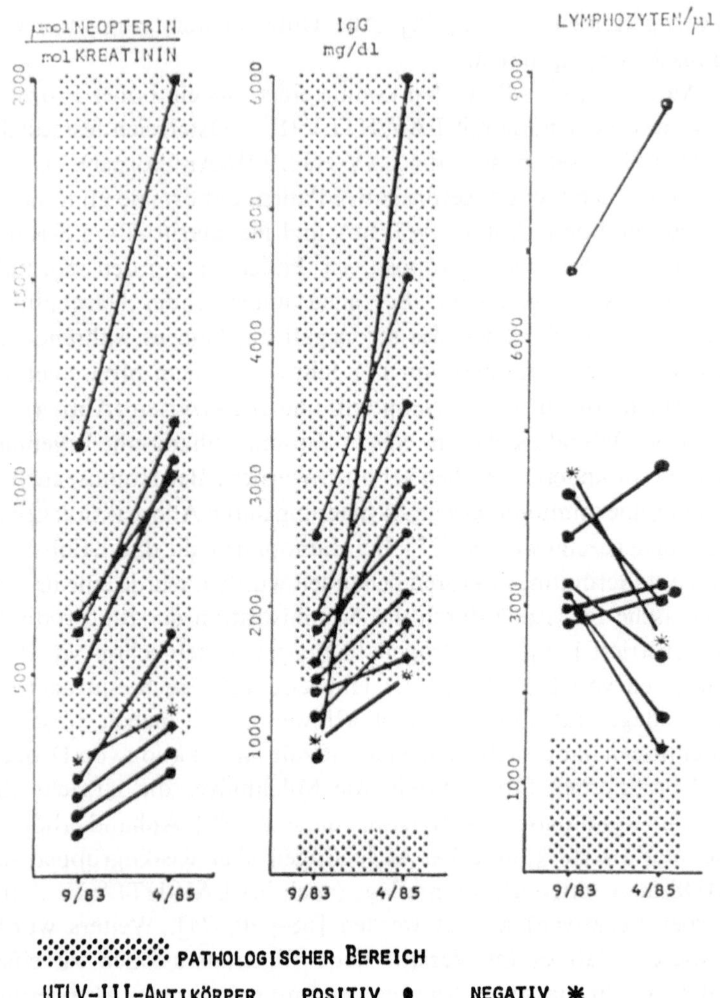

Abb. 4. IgG, Änderung von Lymphozytenzahl und Harnneopterin von Kindern mit Hämophilie

Dafür spricht unter anderem, daß die Infektion mit LAV/HTLV III allein offensichtlich nicht zur Entwicklung von AIDS ausreicht: Einerseits entwickeln gesunde Schimpansen auf Infektion mit LAV/HTLV III nicht AIDS, obwohl Virus und auch Antikörper dagegen in ihnen nachgewiesen werden konnten [10, 11]. Eine Krankenschwester, die sich versehentlich selbst infizierte, ist heute seropositiv, aber klinisch gesund [81].

Auch in epidemiologischen Berichten wird davon ausgegangen, daß vermutlich der Großteil der mit LAV/HTLV III-Infizierten nicht AIDS entwickeln wird. Daß die Menge an Virus, die übertragen wird, eine wesentliche Rolle spielt, ist sehr einleuchtend. Wir glauben aber, daß es darüber hinaus weiterer immunologischer Faktoren bedarf [80, 82].

Neopterin und Prädisposition für AIDS

AIDS-Fälle sind zwar vorwiegend bei Homosexuellen diagnostiziert worden, die Häufigkeit von AIDS innerhalb der Risikogruppe ist aber für parenteral Drogensüchtige und Hämophile mehr als 4 × so hoch (Tab. 4) [82]. Bemerkenswert ist auch, daß das Auftreten von Kaposi-Sarkomen bei Homosexuellen mit AIDS weitaus am häufigsten ist [83]. Von Patienten mit Kaposi-Sarkomen ist bekannt, daß bei ihnen die immunologische Situation und damit die Prognose günstiger ist [84]. Wie sich anhand der Neopterinwerte zeigen läßt (Mittelwert und Prozentsatz erhöhter Werte), ist die immunologische Situation bei gesunden Homosexuellen ebenfalls günstiger als bei den anderen Gruppen. Erhöhte Neopterinwerte scheinen eine erhöhte Suszeptibilität für eine AIDS-Erkrankung bei Risikogruppenangehörigen zu charakterisieren. Das Risiko, AIDS zu entwickeln, ist nicht für alle mit LAV/HTLV III-Infizierten gleich, einen entscheidenden Beitrag liefert der zelluläre Immunstatus, der einfach durch Neopterin bestimmt werden kann.

Infektion mit LAV/HTLV III und immunologische Aktivierung

Unsere Untersuchungen führen zu dem Schluß, daß nach erfolgter Infektion mit LAV/HTLV III die Entwicklung von pre-

Tabelle 4. *Verhältnis von AIDS-Fällen zur Population der Risikogruppen verglichen mit Neopterinwerten*

	Homosexuelle	intravenös Drogenabhängige	Hämophilie-Patienten
angehörig zur Risikogruppe (USA)	8 000 000	400 000	17 000
AIDS-Fälle	7 261	1 685	65
Auftreten von Kaposi-Sarkom	36%	4,3%	1,6%
Relatives Risiko*	1,0	4,6	4,2
Auftreten erhöhter Neopterinwerte	10/32 (31%)	49/72 (68%)	22/44 (50%)

* Das relative Risiko wurde auf Homosexuelle bezogen: Zahl der AIDS-Fälle/Zahl der Risikogruppenangehörigen multipliziert mit 1102 (Risiko für Homosexuelle).

AIDS und AIDS mit einer massiven Aktivierung des zellulären Immunsystems einhergeht. Das Auftreten von säurelabilem Interferon-alpha im Serum von AIDS-Patienten zeigt analog zu erhöhten Neopterinwerten den aktivierten Zustand des zellulären Immunsystems an und ist ein Anzeichen für eine schlechte Prognose [85].

Eine gute Möglichkeit, die Infektion zu beherrschen, besteht dann, wenn das Immunsystem einerseits nicht schon vorbelastet ist und andererseits nicht weiter belastet wird. Beides ist aber gerade bei Angehörigen der AIDS-Risikogruppen nicht der Fall: Zur erfolgten Infektion mit LAV/HTLV III gesellt sich vor allem in den

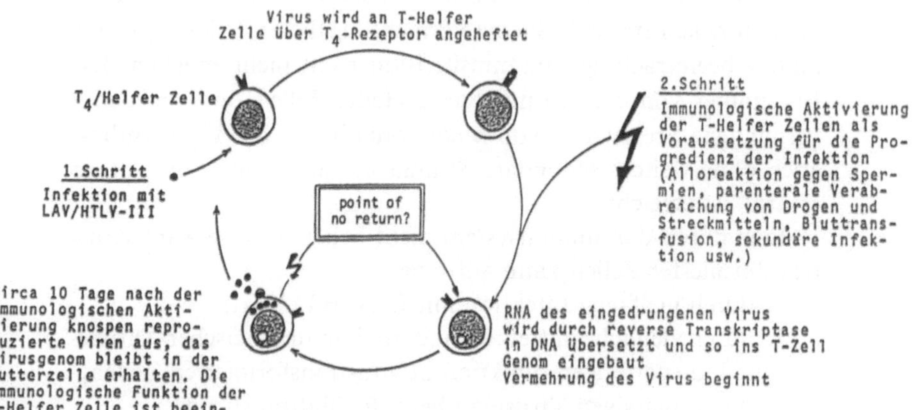

Abb. 5. Pathogenese von AIDS

Risikogruppen die wiederholte Aktivierung des zellulären Immunsystems durch z. B. parenterale Verabreichung von Drogen und Streckmitteln, Alloreaktion gegen Spermien, Bluttransfusion, sekundäre Infektionen usw. Erst durch diese sekundären Aktivierungen als zweiten entscheidenden Schritt wird die Reproduktion der Viren in Gang gehalten (Abb. 5). Diese Aussage wird weiter gestützt dadurch, daß die in-vitro-Kultivierung von LAV/HTLV III und von Retroviren allgemein nur gelingt, wenn Überträger und Zielzellen durch Phytohämagglutinin und Interleukin-2 aktiviert werden

[6, 7]. Die immunologische Aktivierung ist offensichtlich notwendig, weil nur so die reifen, T-4-Antigen-tragenden Zellen, die die Zielzellen für LAV/HTLV III sind, proliferieren. Bei Proliferation und Differenzierung im Rahmen der normalen Hämatopoese ist das nicht der Fall, weil diese Oberflächenmarker erst bei nahezu ausgereiften T-Lymphozyten exprimiert vorliegen.

Werden infizierte T-Helfer-Zellen aktiviert, findet die Reproduktion der Viren statt. Die immunologische Funktion dieser Zellen ist beeinträchtigt. Sie selbst können aber durch ein noch intaktes Immunsystem als fremd erkannt werden und verursachen damit zelluläre Immunreaktionen, die möglicherweise diese virustransformierten Zellen vernichtet. Ist aber eine zu hohe Zahl an transformierten Zellen erreicht, ist eine Vernichtung dieser Zellen durch die massiv beeinträchtigte Immunsituation nicht mehr möglich. Die Erkennung von transformierten T-Helfer-Zellen und die damit verbundene Freisetzung von Mediatoren halten die Virussynthese auch ohne weitere sekundäre Stimuli in Gang, ein „point of no return“ ist erreicht.

Eine durch das Immunsystem nicht beherrschbare Zahl virustransformierter Zellen kann auftreten:

1. durch vielfache Infektion mit LAV/HTLV III;
2. durch vielfache mittels sekundärer immunologischer Aktivierung induzierte Reproduktion in virustransformierten Zellen;
3. durch massiven Virusload bei z. B. Bluttransfusion.

Das bedeutet, daß der foudroyante Verlauf der Infektion mit LAV/HTLV III durch sekundäre immunologische Aktivierung induziert wird. Für LAV/HTLV III-Antikörper-Positive ist wichtig zu wissen, daß jede Art von weiterer immunologischer Aktivierung zur Verschlechterung des Krankheitsstatus führt. Werden für die Progredienz der Erkrankung förderliche Verhaltensweisen abgestellt, könnte eine für das Immunsystem fatale Viruskonzentration vermieden werden. Möglicherweise könnte es langfristig zu einer vollständigen Deletierung von Viren und virustransformierten Zellen kommen.

Diese Aussagen bedeuten, daß die Progredienz der Infektion von LAV/HTLV III nur unter Bedingungen einer sekundären immunologischen Belastung und der damit verbundenen Aktivierung der T-Helfer-Zellen eintritt. Solche Aktivierungen, die auch im Rahmen klinischer Therapieversuche mit Interleukin-2 bewirkt werden [86], sind unbedingt zu vermeiden. Gegenteilige Therapiekonzepte mit Immunsuppressiva sollten die Basis für klinische Untersuchungen darstellen.

Im Moment ist noch unklar, ob ein normaler Neopterinwert bei einem LAV/HTLV III-Antikörper positiven Befund, wie er bisher bei etwas mehr als 5% der LAV/HTLV III-Antikörper Träger beobachtet wurde, bereits die vollständige Abwehr der Infektion bedeutet oder ob vergleichbar zu anderen latenten Virusinfektionen nur eine Ruhephase in der Virusaktivität angezeigt wird. Die Entscheidung zwischen diesen Alternativen kann jedoch nur über Virusisolationsversuche getroffen werden. Ein normaler Neopterinbefund sollte aber davon unabhängig charakteristisch für einen günstigeren Verlauf der Erkrankung sein.

Schlußfolgerung

Mit der Neopterinbestimmung können Patienten mit verschiedenen für das Blutspendewesen risikoreichen Erkrankungen erfaßt werden, es können dabei auch potentielle Überträger von LAV/HTLV III, die noch seronegativ sind, angezeigt werden. Die Zahl falsch-negativer Befunde kann damit verringert werden, Bluttransfusionen werden noch sicherer. Über die Information des Antikörperstatus hinaus kann der Neopterinbefund für den weiteren Verlauf der Erkrankung wertvolle Informationen liefern. Die Progredienz der Erkrankung kann sensibel erfaßt werden. Die Höhe des Neopterinwertes hat prognostische Relevanz.

Weiters bestätigen unsere Untersuchungen, daß AIDS-Risikogruppen immunologisch stimulierte Personengruppen umfassen. Die immunologische Aktivierung ist auch bei LAV/HTLV III-seronegativen Personen nachgewiesen und ist eine Folge von multiplen immunologischen Belastungen, die in den Risikogruppen beobachtet werden. Diese Beobachtungen stehen im Widerspruch zu den gegenwärtigen Therapiekonzepten bei AIDS-Erkrankten.

Situationen, die insbesondere mit Stimulation des zellulären Immunsystems einhergehen, und durch erhöhtes Neopterin angezeigt werden, propagieren die Virusreplikation. Neben den bereits beschriebenen immunologischen Aktivierungen in den bekannten Risikogruppen sind sekundäre Infektionen und Behandlung mit Immunstimulatoren zu vermeiden. Aus unseren Untersuchungen erscheinen konträr zur bisherigen Ansicht therapeutische Maßnahmen mit immunsuppresiven Medikamenten wie z. B. mit Corticosteroiden oder Cyclosporin A erfolgversprechend. Auch gezielte Zerstörung von T-Helferzellen durch Anti-T4-Toxinkonjugat wäre denkbar.

Diese Arbeit wurde durch den Österreichischen Forschungsfond, Projekt 4905, unterstützt.

Literatur

1. Gottlieb, M. S., Schroff, R., Schanker, H. M., Weisman, J. D., Fan, P. T., Wolf, R. A., Saxon, A.: Pneumocystis carinii pneumonia and mucosal candidiasis in previously healthy homosexual men: evidence of a new acquired cellular immunodeficiency. N. Engl. J. Med. *305*, 1425–1431 (1981).
2. Masur, H., Michelis, M. A., Green, J. B., et al.: An outbreak of community-acquired Pneumocystis carinii pneumonia: initial manifestation of cellular immune dysfunction. N. Engl. J. Med. *305*, 1431–1438 (1981).
3. Siegel, F. P., Lopez, C., Hammer, G. S., et al.: Severe acquired immunodeficiency in male homosexuals, manifested by chronic perianal ulcerative herpes simplex lesions. N. Engl. J. Med. *305*, 1439–1444 (1981).
4. Krensky, A. M., Reiss, C. S., Mier, J. W., Strominger, J. L., Burakoff, S. J.: Long-term human cytolytic T-cell lines allospecific for HLA-DR 6 antigens are OKT 4 +. Proc. Natl. Acad. Sci. USA *79*, 2365–2369 (1982).
5. Metroka, C. E., Cunningham-Rundles, S., Pollack, M. S., et al.: Generalized lymphadenopathy in homosexual men. Ann. Intern. Med. *99*, 585–591 (1983).
6. Barré-Sinoussi, F., Chermann, J. C., Rey, F., et al.: Isolation of a T-lymphotropic retrovirus from a patient at risk for acquired immune defiency syndrome (AIDS). Science *220*, 868–871 (1983).

7. Popovic, M., Sarngadharan, M. G., Read, E., Gallo, R. C.: Detection, isolation and continuous production of cytopathic retrovirus (HTLV III) from patients with AIDS and pre-AIDS. Science *224*, 497–500 (1984).

8. Wain-Hobson, S., Sonıgo, P., Danos, O., Cole, S., Alizon, M.: Nucleotide sequence of the AIDS-virus, LAV. Cell. *40*, 9–17 (1985).

9. Safai, B., Sarngadharan, M. G., Groopman, J. E., et al.: Seroepidemiologigal studies of HTLV III in AIDS. Lancet *i*, 1438–1440 (1984).

10. Francis, D. P., Feorino, P. M., Broderson, J. R. et al.: Infection of chimpanzees with lymphadenopathy-associated virus. Lancet *ii*, 1276–1277 (1984).

11. Gajdusek, P. C., Amyx, H. L., Gibbs, C. J., et al.: Infection of chimpanzees by human T-lymphotropic retroviruses in brain and other tissues from AIDS-patients. Lancet *i*, 55–56 (1985).

12. Weiss, S. H., Goedert, J. J., Sarngadharan, M. G., et al.: Screening test for HTLV III (AIDS agent) antibodies. J. Amer. Med. Assoc. *253*, 221–225 (1985).

13. Carlson, I. R., Hiwichs, S. H., Levy, N. B., Gordner, N. B., Holland, P., Pedersen, N. C.: Evaluation of commercial AIDS screening test kits. Lancet *i*, 1388 (1985).

14. Salahuddin, S. Z., Groopman, J. F., Markham, P. D., et al.: HTLV III in symptom-free seronegative persons. Lancet *ii*, 1418–1420 (1984).

15. Kaufman, S.: The structure of phenylalanine hydroxylation cofactor. Proc. Natl. Acad. Sci. USA *50*, 1085–1092 (1963).

16. Danks, D. M.: Pteridines and phenylketonurias. J. Inher. Metab. Dis. *1*, 47–48 (1978).

17. Yim, J. J., Brown, G. M.: Characteristics of guanosine triphosphate cyclohydrolase I purified from E. coli. J. Biol. Chem. *251*, 5087–5094 (1976).

18. Heintel, D., Leimbacher, W., Redweik, U., Zagalak, B., Curtius, H. Ch.: Purification and properties of the phosphate eliminating enzyme involved in the biosynthesis of BH 4 in man. Biochem. Biophys. Res. Com. *127*, 213–219 (1985).

19. Niederwieser, A., Curtius, H. Ch., Bettoni, O., Brier, J., Schircks, B., Viscontini, M., Schaub, J.: Atypical phenylketonuria caused by 7,8-dihydrobiopterin synthetase deficiency. Lancet *i*, 131–133 (1979).

20. Wachter, H., Hausen, A., Graßmayr, K.: Erhöhte Ausscheidung von Neopterin im Harn von Patienten mit malignen Tumoren und mit Viruserkrankungen. Hoppe Seyler's Z. Physiol. Chem. *360*, 1957–1960 (1980).

21. Hausen, A., Fuchs, D., König, K., Wachter, H.: Determination of neopterin in human urine by reversed phase high-performance liquid chromatography. J. Chromatogr. *227*, 61–70 (1982).
22. Fuchs, D., Hausen, A., Reibnegger, G., Wachter, H.: Automatized routine estimation of neopterin in human urine by HPLC on reversed phase. In: Biochem. Clin. Asp. Pteridines (Wachter, H., Curtius, H. Ch., Pfleiderer, W., Hrsg.), Vol. 1, S. 67–79, Berlin-New York: de Gruyter. 1982.
23. Huber, J. F. K., Lang, H. R. M., Fuchs, D., Hausen, A., Lutz, H., Reibnegger, G., Wachter, H.: Assay of neopterin in serum by means of HPLC applying on-line deproteinization. In: Biochem. Clin. Asp. Pteridines (Pfleiderer, W., Wachter, H., Curtius, H. Ch., Hrsg.), Vol. 3, S. 195–210. Berlin-New York: de Gruyter. 1984.
24. Rokos, H., Rokos, K.: A radioimmunoassay for demonstration of D-erythro-neopterin. In: Chem. and Biol. Pteridines (Blair, J. A., Hrsg.), S. 815–819. Berlin-New York: de Gruyter. 1983.
25. Bichler, A., Daxenbichler, G., Fuchs, D., et al.: Evaluation of serum neopterin levels. (In Vorbereitung.)
26. Hausen, A., Wachter, H.: Pteridines in the assessment of neoplasia. J. Clin. Chem. Clin. Biochem. *20*, 593–602 (1982).
27. Reibnegger, G., Fuchs, D., Hausen, A., Kostron-Krainz, Ch., Wachter, H.: Urinary neopterin in malignant diseases of childhood. A marker for activity of the cell-mediated immunity. Tumor-Diagnostik & Therapie *5*, 234–237 (1984).
28. Fukushima, T., Nixon, J. C.: Analysis of reduced forms of biopterin in biological tissues and fluids. Anal. Biochem. *102*, 176–188 (1980).
29. Hausen, A., Fuchs, D., Grünewald, K., Huber, H., König, K., Wachter, H.: Urinary neopterin as marker for haematological neoplasias. Clin. Chim. Acta *117*, 297–305 (1981).
30. Fuchs, D., Hausen, A., Huber, Ch., Margreiter, R., Reibnegger, G., Spielberger, M., Wachter, H.: Pteridinausscheidung als Marker für alloantigen-induzierte Lymphozytenproliferation. Hoppe Seyler's Z. Physiol. Chem. *363*, 661–664 (1982).
31. Huber, Ch., Fuchs, D., Hausen, A., Margreiter, R., Reibnegger, G., Spielberger, M., Wachter, H.: Pteridines as a new marker to detect human T-cells activated by allogeneic or modified self major histocompatibility complex (MHC) determinants. J. Immunol. *130*, 1047–1050 (1983).
32. Huber, Ch., Batchelor, J. R., Fuchs, D., et al.: Immune response-associated production of neopterin—Release from macrophages primarily under control of interferon-gamma. J. Exp. Med. *160*, 310–316 (1984).
33. Fuchs, D., Hausen, A., Reibnegger, G., Wachter, H., Huber, Ch.,

Margreiter, R., Spielberger, M.: Assessment of urinary neopterin in the early diagnosis of human allograft rejection. In: Chem. Biol. Pteridines (Blair, J. A., Hrsg.), S. 885–890. Berlin-New York: de Gruyter. 1983.

34. Margreiter, R., Fuchs, D., Hausen, A., Huber, Ch., Reibnegger, G., Spielberger, M., Wachter, H.: Neopterin as a new biochemical marker for diagnosis of allograft rejection. Transplantation *36*, 650–653 (1983).

35. Wachter, H., Fuchs, D., Hausen, A., Reibnegger, G.: The role of pteridines in the regulation of growth. In: Chem. Biol. Pteridines (Blair, J. A., Hrsg.), S. 403–407. Berlin-New York: de Gruyter. 1983.

36. Reibnegger, G., Boonpucknavig, V., Fuchs, D., Hausen, A., Schmutzhard, E., Wachter, H.: Urinary neopterin is elevated in patients with malaria. Trans. Roy. Soc. Trop. Med. Hyg. *78*, 545–546 (1984).

37. Fuchs, D., Hausen, A., Knosp, O., et al.: Neopterin evaluation in patients suffering from pulmonary tuberculosis. In: Biochem. Clin. Asp. Pteridines (Curtius, H. Ch., Pfleiderer, W., Wachter, H., Hrsg.), Vol. 2, S. 281–291. Berlin-New York: de Gruyter. 1983.

38. Fuchs, D., Hausen, A., Kofler, M., Kosanowski, H., Reibnegger, G., Wachter, H.: Neopterin as an index of immune response in patients with tuberculosis. Lung *162*, 337–346 (1984).

39. Egg, D., Günther, R., Fuchs, D., Hausen, A., Reibnegger, G., Wachter, H.: Neopterin, an indicator for activation of cellular immunity, in rheumatoid arthritis. In: Biochem. Clin. Asp. Pteridines (Pfleiderer, W., Wachter, H., Curius, H. Ch., Hrsg.), Vol. 3, S. 491–502. Berlin-New York: de Gruyter. 1984.

40. Niederwieser, D., Fuchs, D., Hausen, A., et al.: Neopterin as a new biochemical marker in the clinical assessment of ulcerative colitis. Immunobiol. (im Druck).

41. Reibnegger, G., Bollbach, R., Fuchs, D., et al.: A new simple index for clinical activity in Crohn's disease. (Zur Publikation eingereicht.)

42. Fuchs, D., Granditsch, G., Hausen, A., Reibnegger, G., Wachter, H.: Urinary neopterin excretion in coeliac disease. Lancet *ii*, 463–464 (1983).

43. Hausen, A., Fuchs, D., Grünewald, K., Huber, H., König, K., Wachter, H.: Urinary neopterin in the assessment of lymphoid and myeloid neoplasia, and neopterin levels in haemolytic anaemia and benign monoclonal gammopathy. Clin. Biochem. *15* (1), 34–37 (1982).

44. Aulitzky, W., Frick, J., Fuchs, D., Hausen, A., Reibnegger, G., Wachter, H.: Significance of urinary neopterin in patients with malignant tumors of the genitourinary tract. Cancer *55*, 1052–1055 (1985).

45. Bichler, A., Fuchs, D., Hausen, A., Hetzel, H., Reibnegger, G., Wachter, H.: Measurement of urinary neopterin in normal pregnant

and non-pregnant women with benign and malignant genital tract neoplasms. Arch. Gynecol. *233*, 121–130 (1983).
46. Hetzel, H., Bichler, A., Fuith, L. C., et al.: The prognostic value of urinary neopterin levels in women with genital cancer. In: Biochem. Clin. Asp. Pteridines (Pfleiderer, W., Wachter, H., Curtius, H. Ch., Hrsg.), Vol. 3, S. 399–415. Berlin-New York: de Gruyter. 1984.
47. Conrad, F., Bodner, E., Fuchs, D., et al.: Determination of neopterin—a marker of cellular immunity—in gastrointestinal and pancreatic carcinoma. In: Biochem. Clin. Asp. Pteridines (Pfleiderer, W., Wachter, H., Curtius, H. Ch., Hrsg.), Vol. 3, S. 357–366. Berlin-New York: de Gruyter. 1984.
48. Conrad, F., Bodner, E., Salzer, G. M., et al.: Urinary neopterin evaluation in patients with lung cancer. In: Biochem. Clin. Asp. Pteridines (Pfleiderer, W., Wachter, H., Curtius, H. Ch., Hrsg.), Vol. 3, S. 389–397. Berlin-New York: de Gruyter. 1984.
49. Kostron-Krainz, Ch., Fuchs, D., Hausen, A., Reibnegger, G., Wachter, H.: Urinary neopterin evaluation in malignant diseases in childhood. In: Biochem. Clin. Asp. Pteridines (Wachter, H., Curtius, H. Ch., Pfleiderer, W., Hrsg.), Vol. 1, S. 157–171. Berlin-New York: de Gruyter. 1982.
50. Wiegele, J., Margreiter, R., Huber, Ch., et al.: Urinary neopterin excretion in breast cancer patients. In: Biochem. Clin. Asp. Pteridines (Pfleiderer, W., Wachter, H., Curtius, H. Ch., Hrsg.), Vol. 3, S. 417–424. Berlin-New York: de Gruyter. 1984.
51. Reibnegger, G., Fuchs, D., Hausen, A., Wachter, H., Bichler, E., Böheim, K.: Urinary neopterin in patients with head and neck cancer. In: Biochem. Clin. Asp. Pteridines (Wachter, H., Curtius, H. Ch., Pfleiderer, W., Hrsg.), Vol. 1, S. 207–215. Berlin-New York: de Gruyter. 1982.
52. Fuchs, D., Bichler, A., Hausen, A., et al.: Neopterin—an indicator of T-cell activation, in monitoring neoplasias. Protides Biol. Fluids (Peeters, H., Hrsg.), Vol. 31, S. 683–686. Oxford—New York: Pergamon Press. 1984.
53. Fuchs, D., Hausen, A., Huber, Ch., Reibnegger, G., Wachter, H.: Urinary neopterin in the diagnosis and follow-up of neoplasia. Tumour Biol. *5*, 199–209 (1984).
54. Lang, A., Niederwieser, D., Huber, Ch., et al.: Treatment with human recombinant interferon-alpha 2 induces increase of in vivo neopterin excretion. In: Biochem. Clin. Asp. Pteridines (Pfleiderer, W., Wachter, H., Curtius, H. Ch., Hrsg.), Vol. 3, S. 251–254. Berlin-New York: de Gruyter. 1984.
55. Fuchs, D., Hausen, A., Reibnegger, G., Werner, E. R., Wachter, H.: Neopterin as a marker of cell mediated immune status for monitoring

of immunomodulatory treatment with interferon alpha. Cancer Detect. Prevent. *8*, 534 (1985).

56. Fuchs, D., Hausen, A., Lutz, H., Reibnegger, G., Werner, E. R., Wachter, H.: Neopterin estimation—an in vivo test measuring the cell mediated immune status. In: Biochem. Clin. Asp. Pteridines (Wachter, H., Curtius, H. Ch., Pfleiderer, W., Hrsg.), Vol. 4, S. 287–312. Berlin-New York: de Gruyter. 1985.
57. Gastl, G., Aulitzky, W., Roman, N., Flener, R., Huber, Ch.: Untersuchungen zum Wirkungsmechanismus von Interferon bei der Therapie von Haarzellen-Leukämien. Referat, Jahrestagung Österr. Ges. Innere Medizin, Salzburg, 12. September 1985.
58. Wachter, H., Fuchs, D., Hausen, A., et al.: Elevated urinary neopterin levels in patients with the acquired immunodeficiency syndrome (AIDS). Hoppe Seyler's Z. Physiol. Chem. *364*, 1345–1346 (1983).
59. Fuchs, D., Hausen, A., Reibnegger, G., et al.: Urinary neopterin in the diagnosis of acquired immune deficiency syndrome. Eur. J. Clin. Microbiol. *3*, 70–71 (1984).
60. Kern, P., Rokos, H., Dietrich, M.: Raised serum neopterin levels and imbalances of T-lymphocyte subsets in viral diseases, acquired immune deficiency and related lymphadenopathy syndromes. Biomed. Pharmacother *38*, 407–411 (1984).
61. Kunze, R., Jovaisas, E., Falkenberg, S., et al.: Ergebnisse klinischer und labormedizinischer Untersuchungen an homosexuellen Männern im Rahmen einer AIDS-Beratungsstelle. Bundesgesundhbl. *27*, 242–247 (1984).
62. Vogt, M., Bettex, J. D., Lüthy, R.: Erworbenes Immundefektsyndrom (AIDS). Deutsch. Med. Wschr. *108*, 1927–1933 (1983).
63. Perna, M., Nitsch, F., Santelli, G., et al.: Urinary neopterin, a useful marker for AIDS? Lancet *i*, 1048 (1985).
64. Abita, J. P., Cost, H., Milstien, S., Kaufman, S., Saimont, G.: Urinary neopterin and biopterin levels in patients with AIDS and AIDS-related complex. Lancet *ii*, 51 (1985).
65. Velimirovic, B.: Situation von AIDS in Europa. Münchn. Med. Wschr. *126*, 1369–1371 (1984).
66. Wessely, K., Fuchs, D., Hausen, A., Pilz, P., Reibnegger, G., Wachter, H.: Erster Fall von AIDS in Salzburg. Wichtiger diagnostischer Hinweis durch die Neopterinbestimmung. Wien. klin. Wschr. *97*, 88–90 (1985).
67. Weiss, S. H., Goedert, J. J., Sarngadharan, M. G., Bodner, A. J.: Screening test for HTLV III (AIDS-agent) antibodies. J. Amer. Med. Assoc. *253*, 221–225 (1985).
68. Fuchs, D., Blecha, H. G., Deinhardt, F., et al.: High frequency of

HTLV III antibodies among heterosexual intravenous drug abusers in the Austrian Tyrol. Lancet *i*, 1506–1507 (1985).
69. Fuchs, D., Hausen, A., Reibnegger, G., et al.: Urinary neopterin evaluation in risk groups for the acquired immunodeficiency syndrome (AIDS). In: Biochem. Clin. Asp. Pteridines (Pfleiderer, W., Wachter, H., Curtius, H. Ch., Hrsg.), Vol. 3, S. 457–467. Berlin-New York: de Gruyter. 1984.
70. Fuchs, D., Hausen, A., Hinterhuber, H., et al.: Die Bedeutung der Neopterinbestimmung bei Patienten mit AIDS und bei Risikogruppen. Mitt. Österr. Ges. Tropenmed. Parasitol. (im Druck).
71. Rokos, H., Rokos, K., Kern, P., Dietrich, M.: Radioimmunoassay for neopterin in serum. Levels in patients with viral infections, lymphadenopathy syndrome, AIDS, leprosy and in normals after hepatitis vaccination. In: Biochem. Clin. Asp. Pteridines (Pfleiderer, W., Wachter, H., Curtius, H. Ch., Hrsg.), Vol. 3, S. 503–513. Berlin-New York: de Gruyter. 1984.
72. Gürtler, L. G., Wernicke, D., Eberle, J., Zoulek, G., Deinhardt, F., Schramm, W.: Increase in prevalence of anti-HTLV III in haemophiliacs. Lancet *ii*, 1275–1276 (1984).
73. Ferroni, P., Geroldi, D., Galli, C., Zanetti, A. R., Cargnel, A.: HTLV III antibody among italian drug addicts. Lancet *ii*, 52 (1985).
74. Fuchs, D., Dierich, M. P., Hausen, A., et al.: Alterations of the immune system and HTLV III antibodies in haemophilic patients treated with concentrates of human plasma. (Zur Publikation eingereicht.)
75. Fuchs, D., Blecha, J., Böck, G., et al.: Untersuchungen über den Immunstatus bei intravenös Drogenabhängigen als Risikogruppe für AIDS. Ber. Österr. Ges. Klin. Chem. *8*, 56–57 (1985).
76. Hengster, P., Blecha, H. G., Deinhardt, F., et al.: HTLV III Durchseuchung bei Personen mit intravenösem Drogenmißbrauch: Korrelation von Antikörpern gegen HTLV-III mit Neopterin-Spiegeln und der T(H)T(S)-Ratio. Deutsch. Med. Wschr. (im Druck).
77. Mavligit, G. M., Talpaz, M., Hsia, F. T., et al.: Chronic immune stimulation by sperm alloantigens: Support for the hypothesis that spermatozoa induce immune dysregulation in homosexual males. J. Amer. Med. Assoc. *251*, 237–241 (1984).
78. Carr, R., Edmond, E., Prescott, R. J., Veitch, S. E., Pentherer, J. F., Steel, C. M.: Abnormalities of circulating lymphocyte subsets in haemophiliacs in an AIDS-free population. Lancet *i*, 1431 (1984).
79. Marugg, D., Martenet, A. C., Morell, B., Oelz, O.: Candidá-Endophthalmitis: Diagnostik, Verlauf und Therapie bei 8 Patienten. Schweiz. Med. Wschr. *115*, 132–134 (1985).
80. Wachter, H., Fuchs, D., Hausen, A., et al.: Are conditions linked with

T-cell stimulation prerequisite for progressive LAV/HTLV-III infection? (Zur Publikation eingereicht.)
81. Lancet Editorial. Needlestick transmission of HTLV III from a patient infected in Africa. Lancet *ii*, 1376–1377 (1984).
82. Fuchs, D., Dierich, M. P., Hausen, A., et al.: Are homosexuals at lowest risk for AIDS among the risk groups? Lancet *ii* (im Druck, 1985).
83. Haverkos, H. W., Drotman, D. P., Morgan, M.: Prevalence of Kaposi's sarcoma among patients with AIDS. N. Engl. J. Med. 312, 1518 (1985).
84. Seligmann, M., Chess, L., Fahey, J. L., et al.: AIDS—An immunologic reevaluation. N. Engl. J. Med. *311*, 1286–1292 (1984).
85. Eyster, M. E., Goedert, J. J., Poon, M. C., Preble, O. T.: Acid-labile alpha interferon: A possible preclinical marker for the acquired immunodeficiency syndrome in hemophilia. N. Engl. J. Med. *309*, 583–586 (1983).
86. Siegel, J. P., Rook, A. H., Djeu, J. Y., Quinnan, G. V.: Interleukin-2-therapy in infectious diseases: rationale and prospects. Infection *13*, Suppl. 2, 219–222 (1985).

Anschrift der Verfasser: Dr. D. Fuchs und Dr. H. Wachter, Institut für Medizinische Chemie und Biochemie, Universität Innsbruck, Fritz-Pregl-Straße 3, A-6020 Innsbruck.